放射学征象

杜　勇　杨汉丰　著

著　者（按姓氏汉语拼音排序）
　　　　陈耀辉（成都市第二人民医院）
　　　　杜　勇（川北医学院附属医院）
　　　　郭大进（重庆医科大学第二附属医院）
　　　　李　兵（川北医学院附属医院）
　　　　李　康（重庆市人民医院）
　　　　李锡忠（雅安职业技术学院附属医院）
　　　　李　杨（川北医学院附属医院）
　　　　吕发金（重庆医科大学第一附属医院）
　　　　沈　江（四川大学华西第四医院）
　　　　宋　彬（四川大学华西医院）
　　　　孙家瑜（四川大学华西医院）
　　　　唐光才（西南医科大学附属医院）
　　　　徐晓雪（川北医学院附属医院）
　　　　杨汉丰（川北医学院附属医院）
　　　　张　东（第三军医大学新桥医院）
　　　　张　青（川北医学院附属医院）

科学出版社
北　京

内 容 简 介

  影像各种征象的仔细识别是医学影像诊断不可或缺的一环，特异性较高的医学影像学征象是影像诊断领域的奇葩，往往寥寥数语就可表达全部图片的精髓，常可据此作出特异性诊断，或极大缩小鉴别诊断的范围。本书是一部有关医学放射学征象的专著，分为 CT/MRI 征象、X 线征象及超声征象三篇，共收集 200 多种影像学征象。前两篇按系统分为头颈部、神经系统、胸部、肝胆胰脾及胃肠道、骨骼肌肉系统和泌尿系统，第三篇为常见重要的超声征象。图片多、描述少，兼顾普及性与专业性，本书文末注明相关重要参考文献，具有很强的参考价值。

  本书适于广大影像诊断初学者、临床医师和研究生阅读、学习。

图书在版编目（CIP）数据

放射学征象 / 杜勇，杨汉丰著. —北京：科学出版社，2016.6

ISBN 978-7-03-048493-2

Ⅰ . ①放… Ⅱ . ①杜… ② 杨… Ⅲ . ①放射医学. Ⅳ . ①R81

中国版本图书馆 CIP 数据核字（2016）第 121617 号

责任编辑：朱 华 周 园 / 责任校对：张凤琴
责任印制：徐晓晨 / 封面设计：陈 敬

科 学 出 版 社 出版
北京东黄城根北街 16 号
邮政编码：100717
http://www.sciencep.com

北京教图印刷有限公司 印刷
科学出版社发行 各地新华书店经销

*

2016 年 6 月第 一 版   开本：787×1092 1/16
2017 年 1 月第二次印刷   印张：13
字数：303 000

定价：**69.80 元**
（如有印装质量问题，我社负责调换）

前　言

医学影像诊断是对影像图像的诠释，征象是其重要的组成部分，某些特征性的影像征象可以对疾病诊断起到至关重要的作用。医学影像学征象可当作速记短语使用，往往寥寥数语就可表达整张图片精髓，常可据此作出特异性诊断或极大缩小鉴别诊断范围。经典的影像征象有助于学习、记忆，可以给初学者留下深刻的印象。

我始终记得在初次接触影像征象如大叶性肺炎的"空气支气管征"、柱状支气管扩张的"双轨征"、肺囊虫病的"水上浮莲征"等一系列征象时留下的深深烙印，感慨于影像征象对疾病诊断的重要性。目前关于放射诊断征象的专著较少，已有的专著中配图较少且多偏重征象的解释，不利于对征象的快速掌握及提高。因此，我们有了出版一本以图片为主、辅以少量文字对影像征象进行解释的想法，经过长时间准备，通过浏览专业医学影像网站、阅读大量专业文献并寻求多家医院影像科的支持，本书终于得以初成。

本书包含 200 余个医学影像征象，包括 CT/MRI 征象、X 线征象及超声征象。CT/MRI 征象及 X 线征象又按系统分类包括头颈部、神经系统、胸部、肝胆胰脾及胃肠道、骨骼肌肉系统和泌尿系统。超声征象包含了临床常见、重要的征象。

在内容安排上，本书的特点是以医学影像征象为基础，配以大量图片，部分象形征象还配以实物图，生动、形象，便于理解与记忆；本书配文较少，适合初学者快速阅读，可以短期内提高对征象的认识与理解；同时，本书中在每个征象后列出了主要参考文献，便于有兴趣的读者进一步拓展阅读。

在影像诊断中，同病异影、异影同病的例子比比皆是，书中除对影像表现及病理基础进行描述外，还涵盖了影像鉴别诊断内容，有利于初学者诊断思维的发散。相信本书可以为医学影像初学者及临床医学影像工作者提供较好帮助。

因编者水平有限，不足之处在所难免；有些征象国内文献少有报道，翻译难免存在差异，请各位同道批评指正并提出建议，以便修改。

本书的成功出版离不开四川大学华西医院周翔平教授、宋彬教授的大力支持，他们为本书提供了宝贵的意见，在此表示衷心的感谢。

杜　勇　杨汉丰

2016 年 5 月

目　　录

1 CT 及 MRI 征象

1.1 头 颈 部

1.1.1 绳索征

【英文】 Cord Sign

在 CT 或 MRI 图像上硬膜窦及静脉密度增高，像绳索样表现，见于静脉窦或静脉血栓形成，常在病程的第 1 周出现，1～2 周后血栓变成等密度，然后为低密度。间接征象为邻近脑实质内低密度改变，代表水肿或梗死灶。在病程早期 MRI 扫描时，栓塞静脉或硬膜窦在 T1WI 呈等信号，T2WI 呈低信号，类似于流空效应，此时不容易识别，3～7 天后，栓塞静脉在 T1WI 及 T2WI 均呈高信号，容易识别。见图 1.1.1-1～图 1.1.1-4。

【鉴别诊断】

应与颅内动静脉畸形、颅内脉管炎及脑膜动静脉瘘相鉴别。DSA 对鉴别诊断有帮助。

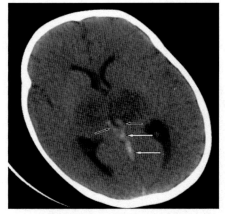
图 1.1.1-1 头颅 CT 平扫图像
显示大脑深静脉（黑箭）、格林静脉及直窦（白箭）呈高密度影，丘脑呈边界不清的低密度影

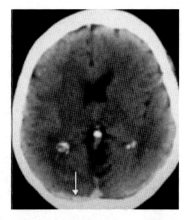
图 1.1.1-2 绳索征头颅 CT 平扫图像
示右侧横窦绳索样高密度影（箭头），代表血栓形成

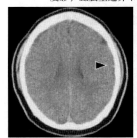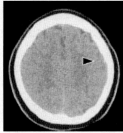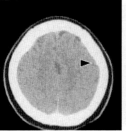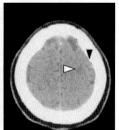
图 1.1.1-3 CT 平扫多层面图像
绳索征（黑箭头），邻近脑实质可见片状低密度灶（白箭头）

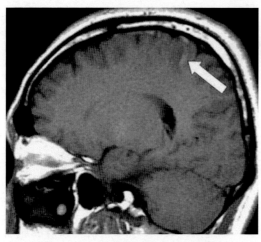

图 1.1.1-4 绳索征矢状 T1WI 图像

头颅顶部可见一条状高信号（箭头），代表栓塞的大脑皮质静脉

参 考 文 献

Ahn TB，Roh JK.2003. A case of cortical vein thrombosis with the cord sign. Arch Neurol, 60(9): 1314-1316.

Sharma VK, Teoh HL. 2009. Isolated cortical vein thrombosis - the cord sign. radiology case，Rep，3（3）：21-24.

Vijay RK.2006. The cord sign. Radiology，240（1）：299-300.

Vyas S, Singh P, Kumar R, et al. 2012. "cord sign" in deep cerebral venous thrombosis. J Emerg Med, 42（1）:60-61.

1.1.2 空△征

【英文】 Empty Delta Sign

空△征为上矢状窦血栓形成的特异性表现，在 CT 增强扫描中，造影剂使窦周围显影，密度增高，而中心血栓为低密度无强化区。上矢状窦内静脉血栓形成，造成窦内充盈缺损。大脑静脉内血栓形成发生率依次：上矢状窦、横窦、乙状窦、直窦，发生在上矢状窦内最常见。见图 1.1.2-1～图 1.1.2-3。

【鉴别诊断】

空△征，有时亦见于急性蛛网膜下腔出血或后大脑镰旁血肿所致的静脉窦旁高密度，但增强扫描时，静脉窦内强化，其间透明的中央区域会消失。

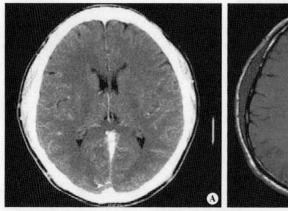
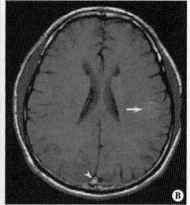

图 1.1.2-1 62 岁男性大脑静脉血栓形成患者的 CT 和 MRI 图像

图 A：增强 CT 显示上矢状窦内血栓形成的充盈缺损即空△征（箭头）；图 B：MRI 上显示相应的上矢状窦内血栓（箭头）

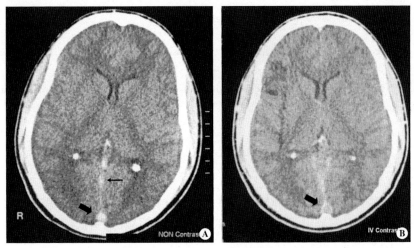

图 1.1.2-2　平扫和增强 CT 显示的上矢状窦静脉血栓（粗黑箭头）图像

图 A：平扫 CT 示绳索征；图 B：增强 CT 空△征

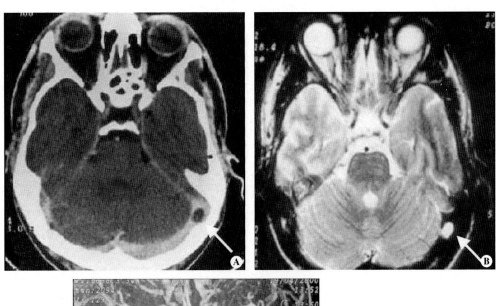

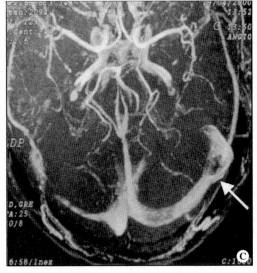

图 1.1.2-3　少见的空△征 34 岁男性大脑静脉血栓患者的增强 CT 及 MRV 图像

图 A：左侧横窦内无增强区，类似于上矢状窦空△征；图 B：MR T2WI 上左侧横窦内圆形高信号；图 C：MRV 上证实左侧横窦内血栓的存在

参 考 文 献

Deus-Silva L，Voetsch B，Nucci A，et al，2004. An unusual "empty delta sign". J Neurol Neurosurg Psychiatry，75（9）：1287.

Tang PH，Chai J，Chan YH，et al. 2008. Superior sagittal sinus thrombosis：subtle signs on neuroimaging. ann acad med Singapore，37（5）：397-401.

1.1.3 空蝶鞍征

【英文】 Empty Sella

空蝶鞍征指的是蛛网膜下腔伸展至蝶鞍内，并使垂体缩小、变扁，蝶鞍窝扩大，使鞍内充满脑脊液，蝶鞍在解剖上成为空腔。MR 扫描时在 T1WI 上呈低信号，T2WI 上呈高信号。见图 1.1.3-1～图 1.1.3-3。

【鉴别诊断】

空蝶鞍征应与鞍内或鞍旁囊性占位性病变鉴别。

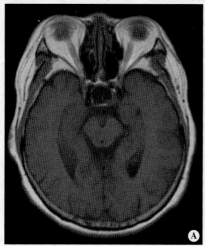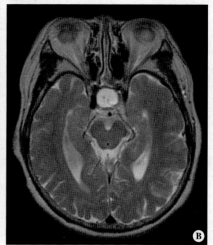

图 1.1.3-1 MR 轴位显示空蝶鞍征图像

图 A：T1WI；图 B：T2WI

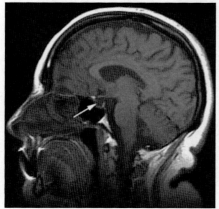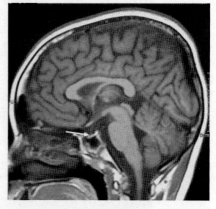

图 1.1.3-2 T1WI 矢状位图像
显示部分空蝶鞍（箭头）

图 1.1.3-3 MR 矢状位 T1WI 图像
显示继发于颅内压增高萎缩的垂体前叶组织（箭头）

参 考 文 献

Hatipoğlu HG，Cetin MA，Gürses MA，et al. 2010. Petrous apex cephalocele and empty sella/arachnoid cyst coexistence：a clue for cerebrospinal fluid pressure imbalance? Diagn Interv Radiol，16（1）：7-9.

Mathew M，Cherian A.2012. Intracranial hypertension with delayed puberty：a rare presentation of juvenile onset systemic lupus.erythematosus. Singapore Med J，53（1）：e15-17.

1.1.4 瘘管实验

【英文】 Fistula Test

瘘管实验阳性见于慢性中耳炎胆脂瘤型患者，内耳及中耳迷路之间形成瘘管，按压患侧外耳道时，患者可有眩晕感，同侧眼球可出现水平震颤。见图 1.1.4。

【病理基础】

慢性化脓性中耳炎（胆脂瘤型）破坏邻近结构，使得内耳及中耳迷路之间形成瘘管。

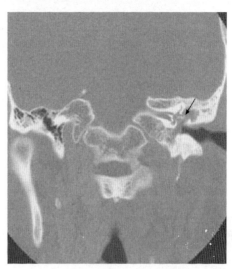

图 1.1.4 颞部 CT 扫描图像

患者：男，42 岁，严重恶心、眩晕。颞部 CT 扫描发现软组织密度影充填中耳及乳突腔，可能为胆脂瘤，半规管骨质受侵（箭头）。耳镜检查发现左侧耳膜松弛部可见胆脂瘤，按压左侧耳屏时，患者左眼呈水平震颤，瘘管试验阳性，表明充满空气的中耳与充满液体的内耳之间形成瘘管

参 考 文 献

Chu H，Chung WH. 2012.Images in clinical medicine. Perilymph fistula test. N Engl J Med，366（4）：e8.

1.1.5 悬浮齿征

【英文】 Floating Teeth

CT 图像显示下颌骨广泛溶骨性破坏伴随有牙齿悬浮，病变常呈圆形或类圆形骨缺损。当下颌骨骨皮质受侵时，肿块周围可出现软组织肿胀。本征为骨嗜酸性肉芽肿病变发生于颌骨时常见的征象。嗜酸性肉芽肿中主要的增生成分为朗格汉斯（Langerhans）细胞，其特征性病理表现是朗格汉斯细胞的异常增生、浸润和聚集于各种组织中。以单房或多房囊状的溶骨性破坏为主，轻度膨胀，边缘不规则或伴硬化，可有骨膜反应及软组织肿胀。见图 1.1.5-1～ 图 1.1.5-3，彩图 1.1.5-1～彩图 1.1.5-3。

【鉴别诊断】

可能的鉴别诊断包括：感染、纤维骨性损伤，肿瘤包括尤文氏肉瘤、原始神经外胚层肿瘤、横纹肌肉瘤、神经母细胞瘤、婴幼儿时期的黑色素沉着神经外胚层肿瘤、白血病、淋巴瘤、牙源性肿瘤，以及侵袭性中枢性巨细胞肉芽肿。

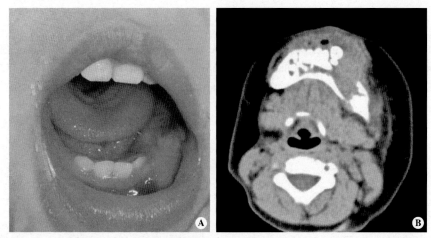

图 1.1.5-1 悬浮齿征口腔视检及 CT 检查图像（另见彩图）

图 A：肿胀的左下颌，可以看到由于口腔黏膜受到刺激而出血；图 B：轴位 CT 图像显示左下颌骨广泛溶骨性损伤及悬浮的牙齿。下颌骨骨皮质破坏伴临近软组织肿块形成

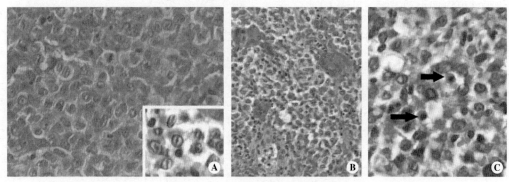

图 1.1.5-2 HE 染色图（另见彩图）

图 A：可见嗜酸性细胞广泛的增殖，纤维间质缺乏。在高倍镜下，增殖的细胞核呈咖啡豆状改变（插图）；图 B：可见多个多核巨细胞；图 C：示嗜酸性粒细胞（箭）

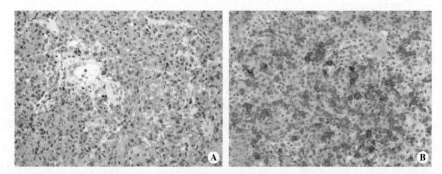

图 1.1.5-3 免疫组织化学染色图（另见彩图）

图 A：免疫组织化学检查，细胞 S-100 蛋白质呈阳性，多核巨细胞呈阴性；图 B：细胞显示 CD1a 免疫反应，为朗格汉斯细胞的特殊标记

参 考 文 献

Muramatsu T，Hall GL，Hashimoto S，et al.2010. Clinico-Pathologic Conference：Case 4.Langerhans cell histiocy tosis（LCH）. Head and Neck Pathol，4（4）：343-346.

1.1.6 中脑熊猫脸征

【英文】 Panda Sign of the Midbrain

Wilson 病（WD）也叫肝豆状核变性，该类患者的中脑会出现脱髓鞘改变，在行 MRI 扫描时，中脑可表现类似熊猫脸样的改变。红核在 T2WI 上呈现对称性的低信号，为大熊猫的眼，红核周围的内侧丘系、大脑脚上部、红核脊髓束及皮质脑干束神经纤维受累表现为 T2 高信号，构成大熊猫脸上半部白色轮廓；而双侧上丘、中脑导水管周围灰质神经核团正常的短 T2 信号及中脑导水管的长 T2 信号构成了大熊猫脸的下半部。见图 1.1.6-1～图 1.1.6-2。

【鉴别诊断】

熊猫脸征也有个案报道见于 Leigh 病。角膜色素环（K-F 环）及血清总铜量和铜蓝蛋白减少有助于 Wilson 病的诊断。

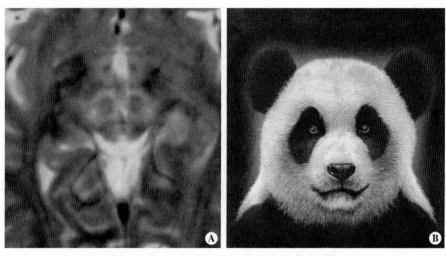

图 1.1.6-1 WD 患者的 MRI 特征性表现图像

图 A：患者，男，22 岁，轴位 T2WI 表现为熊猫脸征；图 B：熊猫脸

参 考 文 献

Sinha S，Taly AB, Ravishankar S, et al.2006. Wilson's disease：cranial MRI observations and clinical correlation. Neuroradiology，48（9）：613-621.

1.1.7 外淋巴瘘

【英文】 Perilymphatic Fistula

外淋巴瘘（Perilymphatric Fistula，PLF）是充满液体的内耳与含气的中耳及乳突腔之间形成异常通道，在临床上常导致感音神经性耳聋和眩晕。见图 1.1.7。

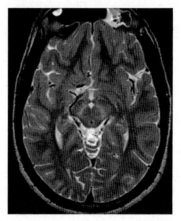

图 1.1.6-2 WD 患者轴位 MRI T2WI 图像

显示中脑被盖呈高信号，红核正常，表现为熊猫脸征

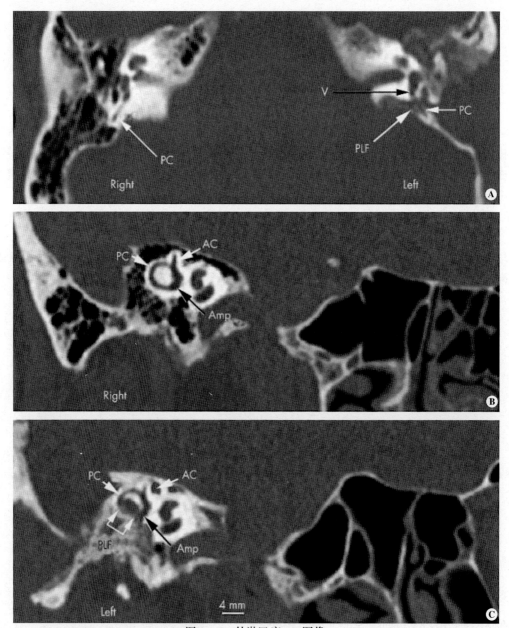

图 1.1.7　外淋巴瘘 CT 图像

图 A：轴位 CT 显示左侧后半规管的一个巨大外淋巴瘘（PLF），其紧邻左侧前庭（V）；BC 图为斜矢状位；图 B：为右侧正常内耳结构前半规管（AC）；图 C：显示左侧后半规管（PC）邻近左侧壶腹（Amp）的外淋巴瘘（双箭头）

【病理基础】

外淋巴瘘分为先天性和后天性两类，先天性常包括骨迷路的孤立缺损、先天性外淋巴瘘伴颞骨或颅外畸形；Mondini 型内耳发育不全，蜗小管宽大而开放，前庭小管扩大等。后天性多为外伤性、医源性或骨迷路被中耳乳突胆脂瘤、肿瘤或梅毒侵犯以及特发性外淋巴瘘。

【鉴别诊断】

CT 扫描检查确定有无耳蜗扁平、半规管发育异常，前庭扩大，前庭小管扩大或蜗小管扩大等中耳和内耳畸形，阳性者提示为先天性外淋巴瘘。外淋巴瘘部分患者临床症状与梅尼埃病（Meniere disease）相似，应注意鉴别。

参 考 文 献

Helmchen C, Gehrking E, Gottschalk S, et al. 2005. Persistence of perilymph fistula mechanism in a completely paretic posterior semicircular canal. J Neurol Neurosurg Psychiatry, 76（2）：280-282.

Helmchen C, Rambold H, Kempermann U, et al.2002. Three-dimensional nystagmus components in mesencephalic lesions. Neurology, 59（12）：1956-1964.

Rambold H, Heide W, Helmchen C. 2004. Horizontal canal benign paroxysmal positioning vertigo with ipsilateral hearing loss. Eur J Neurol, 11（1）：1-5.

Rambold H, Heide W, Sprenger A, et al. 2001. Pulse-synchronous pendular nystagmus elicited by a perilymph fistula. Neurology, 56（12）：1769-1771.

1.1.8 七弦琴征

【英文】 Lyre Sign

七弦琴征为造影时，颈动脉分叉处的颈动脉体瘤（副神经节瘤）造成的颈内、外动脉明显分开的典型表现。以前常用血管造影来显示肿瘤，而现在多用 MDCT 来显示病变。见图 1.1.8-1～图 1.1.8-2。

【鉴别诊断】

在 MDCT 上看到颈动脉分叉增大除了以前描述的颈动脉体瘤之外还有淋巴结肿大性疾病、神经鞘肿瘤、腮裂囊肿、假性动脉瘤等。颈动脉体瘤（副神经节瘤）在 MDCT 上通常显示为位于颈动脉分叉处边界清楚的肿块，并且呈现均匀一致的明显强化。而假性动脉瘤通常表现为混合密度的富血供团块，如看到动脉瘤狭颈，即可确切诊断。

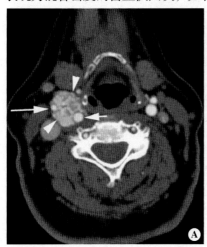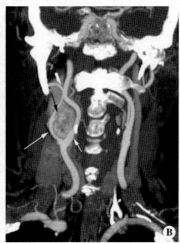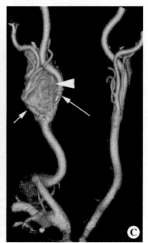

图 1.1.8-1 典型七弦琴征 MDCT 图像

图 A：增强 MDCT 示一富血供肿块（箭头）将颈内动脉（短箭）和颈外动脉（长箭）明显分开；肿块明显强化并包绕颈动脉血管；
图 B：增强 MDCT 斜冠状面重建示富血供肿块（黑箭）将颈内动脉（短箭）和颈外动脉（长箭）明显分开；图 C：增强 MDCT-3D
重建示肿块把颈内动脉（短箭）和颈外动脉（长箭）明显分开，在富血供的肿块表面可见到肿瘤内血管（箭头）

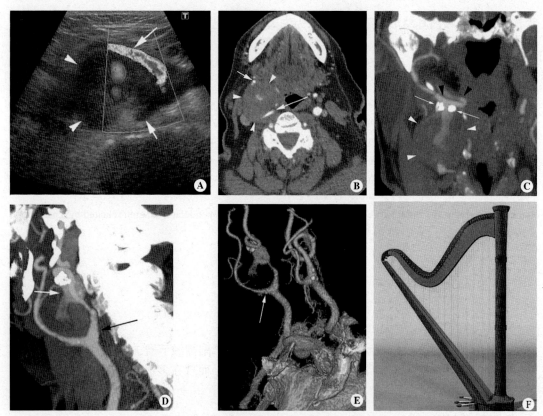

图 1.1.8-2　典型七弦琴征超声及 CT 图像

图 A：彩色多普勒超声显示一位于颈动脉分叉处的假性动脉瘤（箭头）；可见被分开的颈内动脉（短箭）和颈外动脉（长箭）；注意在假性动脉瘤中部可见到典型的双向血流。图 B：横断位增强 CT 颈动脉血管造影显示假性动脉瘤（箭头）将颈内动脉（长箭）和颈外动脉（短箭）分开；假性动脉瘤被广泛形成的壁内血栓所包绕。图 C：CT 重建冠状位最大密度投影（MIP）显示假性动脉瘤（白箭头）的狭颈（长箭）与颈内动脉（黑箭头）相连。图 D：斜冠状位 MIP 重建示颈动脉（黑箭）被假性动脉瘤分开，并且形成了七弦琴征；可见动脉瘤的颈部（白箭）。图 E：CT-3D 容积重现示假性动脉瘤把颈动脉（白箭）完全分开。图 F：七弦琴（竖琴）

参 考 文 献

Bailey BJ，Johnson JT，Kohut RI，et al.1993. Head and neck surgery-otolaryngology. Philadelphia：JB Lippincott：1397-1409.

Laube HR，Fahrenkamp AG，Böcker W，et al. 1994. Glomus tumors：a diagnostic and surgical challenge? Z Kardiol, 83（5）：373-380.

Paparella MM，Shumrick DA，Gluckman JL，et al. 1991.Otolaryngology. Philadelphia：W. B. Saunders：2584-2585.

1.1.9　车轨征

【英文】　Tram Track Sign

在头颅 X 线平片或 CT 上可见脑回样、曲线状、平行的与脑回走形一致的高密度钙化影。常见于颅面血管瘤（Sturge-Weber 综合征，SWS）的患者。见图 1.1.9。

【病理基础】

Sturge-Weber 综合征患者软脑膜血管畸形而形成脑皮质钙化，表现为所谓的车轨征。Sturge-Weber 综合征是一种少见的包括面部葡萄酒色血管痣并伴有软脑膜血管瘤的神经皮肤综合征。这一疾病的特征性表现包括脑萎缩和髓静脉、室管膜下静脉及脉络丛的扩大。脑回样钙化是本病的重要特征，钙化位于软脑膜畸形血管下的皮质内，并可累及整个皮质，但常见于第二、三层。常表现为脑回样、曲线状，最常见于顶枕叶，单侧多见，也见于双侧，也可广泛累及额叶。钙化可能是软脑膜血管瘤出现纤维化的结果，也可能由于本病系先天性脑膜发育畸形因而容易产生毛细血管淤滞，血管壁及其基质因缺氧而产生一系列的生化改变，这些改变利于钙盐结合并沉着。

【鉴别诊断】

鉴别诊断包括：脑梗死、胶质瘤、结节性硬化、化脓性脑膜炎、白血病（鞘内注射甲氨蝶呤和颅脑照射后）、钙化性脑瘤脑病及蛛网膜下脂肪。

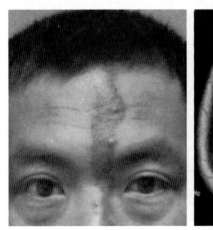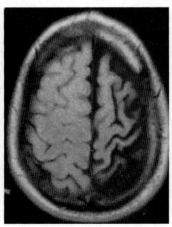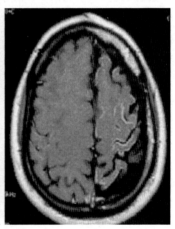

图 1.1.9　颅面血管瘤患者增强扫描 CT 图像

可见脑回样强化，呈"车轨征"样表现

参 考 文 献

Takashi，M.2010. Clinico-Pathologic Conference：Case 4.Head and Neck Pathol，4（4）：343-346.

1.2 神 经 系 统

1.2.1 血管米老鼠征

【英文】 Vascular Mickey Mouse Sign

血管米老鼠征：由后方基底动脉瘤与前外方两侧扩大的颈内动脉共同形成，因外形似米老鼠头而得名。见图 1.2.1。

【病理基础】

一般认为基底动脉瘤是因为血管壁接受的压力不断升高引起退变形成，常见于慢性高血压。典型表现为梭形并且无临床症状，除非引起脑干压迫。有学者认为血管米老鼠征为扩张性血管病的一个可靠征象。

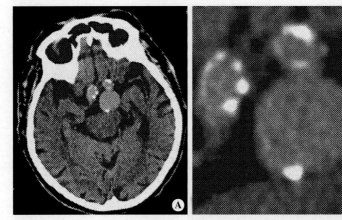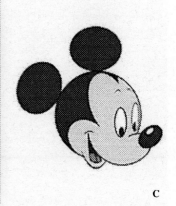

图 1.2.1 血管米老鼠征 CT 图像

患者女性，87 岁，突发失语及左侧偏瘫。CT 检查偶然发现基底动脉瘤并双侧颈内动脉扩张、钙化（图 A），图 B 为局部放大，图 C 为米老鼠头像图

参 考 文 献

Lou M，Caplan LR. Vertebrobasilar dilatative arteriopathy（dolichoectasia）.2010. Ann N Y Acad Sci，1184：121-133.

1.2.2 飞镖征

【英文】 Boomerang Sign

飞镖征常见于胼胝体压部的梗死，在轴位 MRIFlair 或 DWI 序列上表现为胼胝体压部边界清晰的异常高信号，形如飞镖，即称为飞镖征。见图 1.2.2-1～图 1.2.2-3。

【病理基础】

胼胝体压部梗死与血管低灌注相关，在 MRI 上，异常形如飞镖的高信号即为胼胝体压部梗死所致。

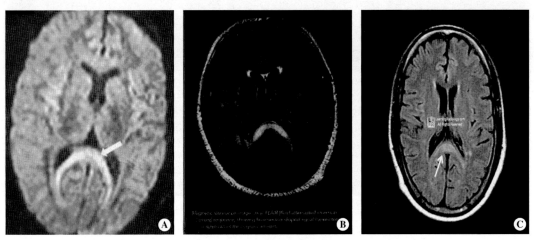

图 1.2.2-1　飞镖征 MR 图像

图 A：MR 弥散加权成像显示胼胝体压部高信号形如飞镖（如图箭所示）；图 B：MRI 轴位 Flair 序列显示胼胝体压部有形如飞镖的高信号影；图 C：MRI 上在胼胝体压部高信号形如飞镖（如图箭所示）

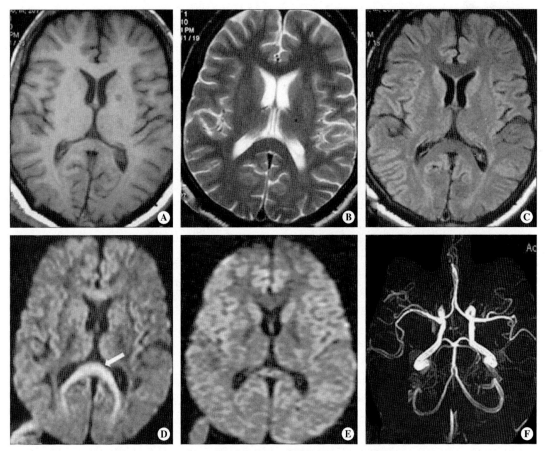

图 1.2.2-2　反复癫痫患者头部飞镖征 MR 图像

MRI 及 MRA 显示正常的轴位 T1（图 A）及 T2（图 B），Flair（图 C）及 DWI（图 D）序列显示在胼胝体压部高信号（飞镖征），六月后复查 MRI 显示异常信号完全消失（图 E），MRI 显示颅内血管未见异常（图 F）

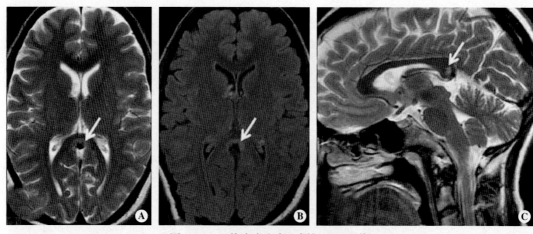

图 1.2.2-3 偏头疼患者飞镖征 MR 图像

MRI 显示：轴位 T2（图 A）及 Flair（图 B）显示半月形高信号（飞镖征），T2 冠状位局限性高信号（图 C）

参 考 文 献

Malhotra HS，Grarg RK，Vidhate MR，et al.2012. Boomerang sign：Clinical significance of transient lesion in splenium of corpus callosum. Ann Indian Acad Neurol，15（2）：151-157.

Pandian JD, Henderson RD. 2005. "Boomerang sign" in the splenium of the corpus callosum. Med J Aust，183(11-12):628.

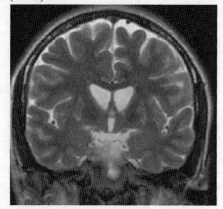

图 1.2.3 矩形脑室征 MR 图像

患者，男性，50 岁，认知能力下降。冠状位 T2WI 成像显示其双侧基底节萎缩，伴双侧侧脑室代偿性扩大

1.2.3 矩形脑室征

【英文】 Doxcar Ventricles

矩形脑室征见于亨廷顿病患者，表示基底节区（特别是尾状核）萎缩后侧脑室的显著扩大。见图 1.2.3。

【病理基础】

亨廷顿病是一种常染色体显性遗传的神经变性疾病，好发于青年人，常引起基底节萎缩，脑室扩大，肌肉萎缩，认知及行为改变。

参 考 文 献

Filipe Ramos Barra, Fabricio Guimarães Goncalves, Valter de Lima Matos. 2011. Sinais em neurorradiologia-parte 2. http：//www.scielo.br/scielo.php?pid= S0100-3984201 1000200014&script=sci_arttext[2013-02-05].

1.2.4 Capp 三联征

【英文】 Capp's Triad

Capp 三联征为咽后血肿的典型表现，包括气管和食管受压、气管向前移位和前胸及颈部的皮肤青紫。见图 1.2.4。

【病理基础】

椎体前方颈长肌的损伤、前纵韧带损伤或位于肌肉和脊柱前方椎动脉分支的损伤造成出血在咽后间隙内延伸，形成气道阻塞引起 Capp 三联征。

【鉴别诊断】

咽后血肿十分罕见，但会引起气道阻塞，可导致死亡，Capp 三联征为咽后血肿的经典表现，少数情况需要和咽后壁脓肿鉴别，此时临床病史显得十分重要。

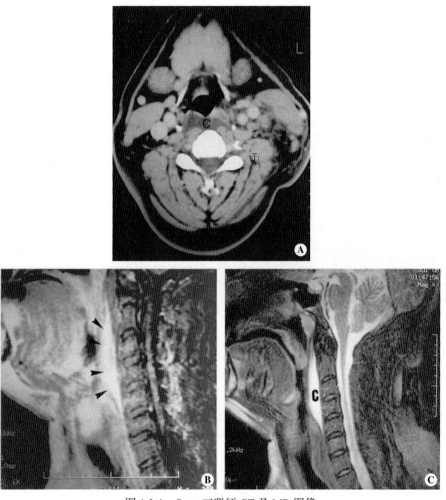

图 1.2.4　Capp 三联征 CT 及 MR 图像

图 A：声门上区层面 CT 增强扫描示一位于中线、边界清楚低密度肿块（"C"），边缘未见强化，通过椎旁软组织扩散至咽底部图 B 和图 C：矢状面 T1 加权自旋回波 500/18/2（图 B）（TR/ TE /激励）和 T2 加权（图 C）快速自旋回波图像（5000/100）显示高信号的咽后血肿，范围从鼻咽到喉咽（箭头和"C"），气道轻度受压

参 考 文 献

EI Kettani C，Badaoui R，Lesoin FX，et al. 2002. Traumatic retropharyngeal hematoma necessitating emergency intubation.　Anesthesiology，97（6）：1645-1646.

Munoz A，Fischbein NJ，de Vergas J，et al.2001. Spontaneous retropharyngeal hematoma：Diagnosis by MR imaging. Am J Neuroradiol，22（6）：1209-1211.

Shiratori T，Hara K，Ando N. 2003. Acute airway obstruction secondary to retropharyngeal hematoma. J Anesth，17（1）：46-48.

Suzuki T，Imai H，Uchino M，et al.2004.　Fatal retropharyngeal haematoma secondary to blunt trauma. Injury，35（10）：1059-1063.

Tenofsky P L，Porter SW，Shaw JW.2000. Fatal airway compromise due to retropharyngeal hematoma　after airbag deployment. Am Surg，66（7）：692-694.

1.2.5　海蛇头征或水母头征

【英文】 Caput Medusae Sign

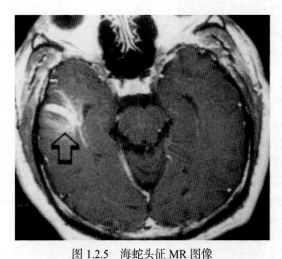

图 1.2.5　海蛇头征 MR 图像

T1WI 对比增强轴位图像显示脑实质内会聚的管状结构，代表了室管膜下静脉引流到右颞叶静脉血管瘤（箭）

海蛇头征为脑静脉血管瘤或静脉畸形在增强 CT 和磁共振上较特异的征象。主要表现为脑实质内放射状排列的管状结构，朝一个共同点聚拢。见图 1.2.5。

【病理基础】

脑静脉血管瘤是颅内静脉系统最常见的变异，是由放射状排列的异常髓静脉汇入中央扩张的静脉干所组成，周围是正常的神经组织。CT 增强或 MRI 上特征性表现是海蛇头样的深部髓静脉汇集到单根粗大的引流静脉，然后汇入表浅皮层静脉或硬膜窦。

【鉴别诊断】

海蛇头征是脑静脉血管瘤或静脉畸形较特征的表现，鉴别诊断主要与小的动静脉畸形鉴别。动静脉畸形平扫 CT 常可见钙化，可合并出血，CTV 可显示供血动脉、畸形血管团及引流静脉，不出现典型的海蛇头状形态。

参 考 文 献

Cheong WY，Tan KP. 1993. Cerebral venous angioma：a misnomer? Ann Acad Med Singapore，22(5)：736-741.

Hamilton E.1969. Mythology：timeless tales of gods and heroes. New York：New American Library Penguin：143.

Rigamonti D，Spetzler RF，Medina M，et al. Cerebral venous malformations. J Neurosurg 1990；73（4）：560-564.

Saito Y，Kobayashi N. 1981. Cerebral venous angiomas：clinical evaluation and possible etiology. Radiology，139（1）：87-94.

Toro VE，Geyer CA，Sherman JL，et al. 1988. Cerebral venous angiomas：MR findings. J Comput Assist Tomogr 12（6）：935-940.

Truwit CL.1992. Venous angioma of the brain：history，significance，and imaging findings. AJR Am J Roentgenol，159（6）：1299-1307.

1.2.6　卷曲脑回征

【英文】　Convoluted Cerebriform Pattern

该征在 T2WI 序列和增强 T1WI 序列可见，T2WI 表现为脑回状高信号，间杂相对低信号；T1WI 呈等信号，内可见条纹状低信号，增强 T1WI 高信号条纹较明显强化，低信号条纹强化不明显，主要见于鼻窦内翻性乳头状瘤。见图 1.2.6-1～图 1.2.6-2。

【病理基础】

组织病理学上，T2WI 序列上高信号成分代表间质水肿，低信号成分代表上皮细胞。

【鉴别诊断】

主要和鳞状细胞癌鉴别。在卷曲脑回征的基础上，若有坏死区，应高度怀疑内翻性乳头状瘤恶变。

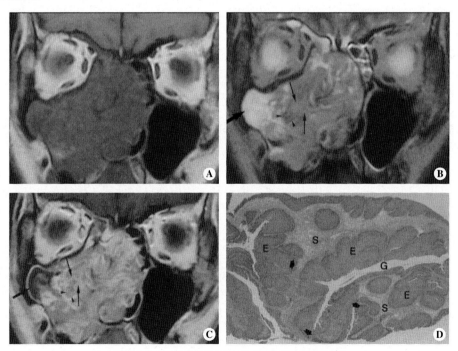

图 1.2.6-1　卷曲脑回征 MR 图像及 HE 染色图

T1WI 示等信号肿块，累及右侧上颌窦、鼻腔和筛窦（图 A）；T2WI 示卷曲脑回征，由低信号（箭头）和相对高信号（小箭）纹理组成，可能分别代表上皮组织和水肿的间质组织，窦腔分泌物（大箭）表现为极高信号强度（图 B）；增强 T1WI 示低信号区（箭头）未见明显强化，高信号区（小箭）强化较明显，分泌物（大箭）未见强化（图 C）；显微镜下观察显示典型的内翻特征（图 D，HE 染色×5），增生的鳞状上皮 E 深入（箭头）间质 S，G 为组织间隙

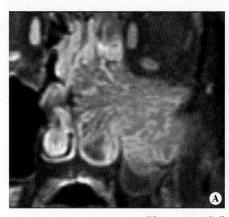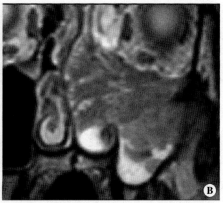

图 1.2.6-2　卷曲脑回征 MR 图像

冠状 T2WI（图 A）和增强 T1WI（图 B）示高信号与低信号交替走行，肿瘤累及左上颌窦和鼻腔

参 考 文 献

Jeon TY，Kim HJ，Chung，et al. 2008. Sinonasal inverted papilloma：value of convoluted cerebriform pattern on MR imaging. AJNR Am J Neuroradiol，29（8）：1556-1560 .

Ojiri H，Ujita M，Tada S，et al.2000. Potentially distinctive features of sinonasal inverted papilloma on MR imaging. AJR Am J Roentgenol，175（2）：465-468.

1.2.7　大脑中动脉密度增高征

【英文】　Dense Middle Cerebral Artery Sign

　　大脑中动脉密度增高征见于大脑中动脉供血区域脑梗死的 CT 平扫图像，表现为大脑中动脉密度增高，而相应大脑中动脉供血区域脑组织密度变化不明显（梗死 24h 内），或相应大脑中动脉供血区域脑组织密度减低，脑沟变浅（梗死 24h 后）。是大脑中动脉区域早期脑梗死（梗死 24h 内）的敏感征象，也是提示预后不良的征象（梗死 24h 后存在）。见图 1.2.7。

【病理基础】

　　在 CT 上，由于大脑中动脉栓塞或血栓形成而使大脑中动脉密度增高，在梗死 24h 内，大脑中动脉供血区域细胞水肿较轻，脑实质密度减低不明显；在梗死 24h 后，大脑中动脉供血区域脑组织持续缺血、缺氧，无菌性炎症加重，梗死呈低密度，而相应大脑中动脉内血栓栓子持续存在，表现为大脑中动脉密度增高，而相应大脑中动脉供血区域脑组织密度减低，脑沟变浅。

【鉴别诊断】

　　在脑动脉硬化，大脑中动脉粥样斑块形成时，大脑中动脉密度也可以增高，但常常是双侧增高，可以表现为节段性增高，需要加以鉴别。

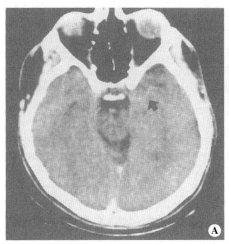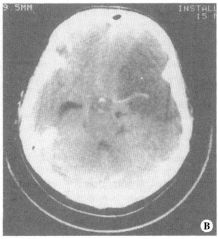

图 1.2.7　大脑中动脉密度增高征 CT 图像

女性患者，36 岁。左侧大脑中动脉水平段密度增高，而对侧大脑中动脉密度未见增高，而没有出现可见的低密度脑梗死区域（图 A）。2 天后 CT 复查可见左侧大脑中动脉供血区域大面积梗死，以及大脑中动脉密度增高（图 B）。患者于发病第 4 天死于严重的颅内高压

参 考 文 献

Jypki L，Leena K.1987. Dense middle cerebral artery sign：an indicator of poor outcome in middle cerebral artery area infarction. J Neurol Neurosurg Psychiatry，50（11）：1550-1552.

1.2.8　双盘征

【英文】　Double Disc Sign

双盘征是颞下颌关节 MRI 矢状位图像上增厚的翼外肌肌腱平行于前置的关节盘。见图 1.2.8。

【病理基础】

翼外肌肌腱增厚类似于颞下颌关节盘前置。当翼外肌下头肌腱增厚和颞下颌关节盘前置同时出现时，这两种结构相互平行，就形成所谓的"双盘征"。

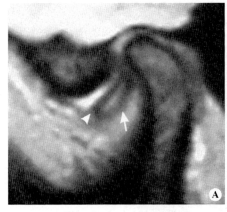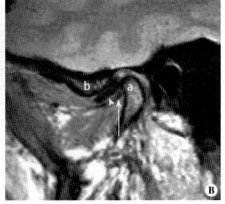

图 1.2.8　双盘征 MR 图像

图 A 为矢状位 T2WI 显示完全性颞下颌关节盘脱位，增厚的翼外肌下头肌腱（箭头）平行于关节盘（箭），形成双盘征；图 B 示 T1WI 序列显示双盘征

参 考 文 献

Sommer OJ，Aigner F，Rudisch A，et al. 2003. Cross-sectional and functional imaging of the temporomandibular
joint：radiology，pathology，and basic biomechanics of the jaw. Radiographics，23（6）：e14.

Tomas X，Pomes J，Berenguer J，et al. 2006. MR imaging of temporomandibular joint dysfunction：a pictorial
review. Radiographics，26（3）：765-781.

1.2.9 硬脑膜尾征

【英文】 Dural Tail Sign

常见于脑膜瘤增强的 CT 或 MRI 图，表现为强化并增粗的硬脑膜自肿块边缘延伸出来，
长约 0.5～3cm 不等，形似一条尾巴。见图 1.2.9。

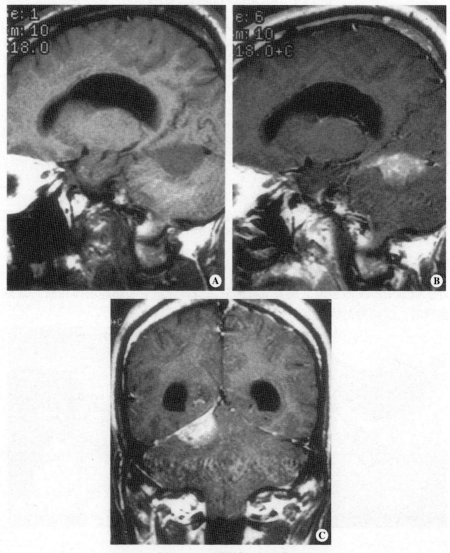

图 1.2.9 硬脑膜尾征图像

图 A：矢状位 T1WI 平扫；图 B、图 C：矢状位、冠状位 T1WI 增强，示肿瘤明显强化并邻近脑膜线状强化

【病理基础】

硬脑膜尾征是脑膜瘤较常见的增强 CT 或 MRI 征象，最初有人认为硬脑膜尾征是由于肿瘤的直接侵犯，但后来许多研究发现硬脑膜尾很少或几乎没有肿瘤累及，所以又有人提出脑膜尾征代表硬脑膜的反应性改变。目前认为肿瘤的侵犯和富血管反应双重机制是形成硬脑膜尾征的可能原因。

【鉴别诊断】

硬脑膜尾征并不是脑膜瘤的特异性征象。转移瘤、肉芽肿性脑膜炎、胶质瘤、听神经瘤等都有报道可伴有脑膜尾征。

参 考 文 献

Detwiler PW，Henn JS，Porter RW，et al. 1998. Medulloblastoma presenting with tentorial "dural-tail" sign：is the"dural-tail" sign specific for meningioma? Skull Base Surg. 8（4）：233-236.

1.2.10 十字面包征

【英文】 Hot-cross Bun Sign

在 MRI 上，脑桥内十字形的异常信号。见图 1.2.10。

【病理基础】

十字面包征多见于多系统萎缩。目前文献认为是小脑内桥横纤维和小脑中脚的变性以及神经胶质增生使其含水量增加，形成 MRI-T2WI 上脑桥十字形高信号影。

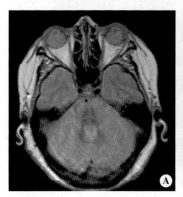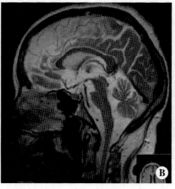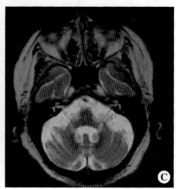

图 1.2.10 十字面包征 MR 图像

轴位 T1 十字面包征（图 A）；矢状位 T2 小脑脑桥的萎缩（图 B）；轴位 T2 中脑脚的萎缩（图 C）

参 考 文 献

de Mello RA，Ferreira D，Dias da Costa JM，et al.2010.Multiple-system atrophy with cerebellar predominance presenting as respiratory insufficiency and vocal cords paralysis.Case Rep Med，pii:351239. Epub 2010 Sep 1.

Swan L，Dupont J.1999. Multiple system atrophy. Phys Ther，79（5）：488-494.

1.2.11 肥大性下橄榄核变性

【英文】 Hypertrophic Olivary Degeneration

【影像表现】

MRI 示下橄榄核明显肥大，呈长 T2 信号，无明显强化。常常累及对侧小脑或同侧脑干。见图 1.2.11。

【病理基础】

肥大性下橄榄核变性是一种继发于齿状核-红核-下橄榄核环路(Guillian-Mollaret 三角)区病变引起的特殊的跨突触变性，其临床特点为延迟于原发病变后出现头晕、视物不清、眼震、软腭阵挛、肢体震颤、共济失调。

【鉴别诊断】

应与导致橄榄核 T2WI 信号增高的其他病变相鉴别，如缺血、慢性脱髓鞘病变、肿瘤及感染性病变。肿瘤及感染性病变常有明显强化，梗死常发生于脑干后外侧或旁正中髓质区域，慢性脱髓鞘病变常弥漫分布，而不局限于橄榄核。

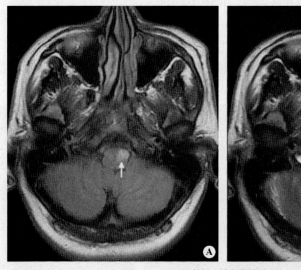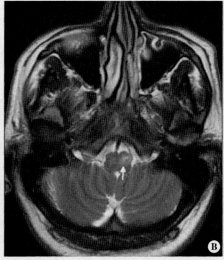

图 1.2.11 肥大性下橄榄核变性 MR 图像

轴位 FLAIR 示双侧下橄榄核信号增高，体积肥大，左侧明显（图 A 白箭）；轴位 T2WI 示双侧下橄榄核信号增高，体积肥大，左侧明显（图 B 白箭）

参 考 文 献

Asal N，Yilmaz O，Turan A，et al.2012. Hypertrophic olivary degeneration after pontine hemorrhage. Neuroradiology，54（4）：413-415.

1.2.12　岛叶带状征

【英文】　Insular Ribbon Sign

CT 平扫表现为岛叶密度减低，呈带状低密度影。可伴有豆状核模糊。见图1.2.12。

【病理基础】

大脑中动脉供血不足，导致岛叶缺血水肿。

【鉴别诊断】

应与脑炎相鉴别。

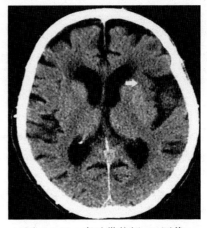

图 1.2.12　岛叶带状征 CT 图像

脑缺血发作 4h 后获得的轴位 CT 图像，显示左侧岛叶呈带状低密度（箭），即所谓的岛叶带状征，与左侧大脑中动脉供血区域梗死相一致

参 考 文 献

Sarikaya B，Provenzale J. 2010. Frequency of various brain parenchymal findings of early cerebral ischemia on unenhanced CT scans. Emerg Radiol，17（5）：381-390.

1.2.13　常春藤征

【英文】　Ivy Sign

CT 或 MRI 增强扫描出现软脑膜强化，呈"常春藤"样表现。见图 1.2.13。

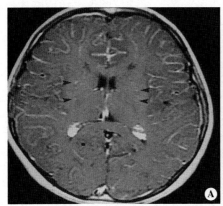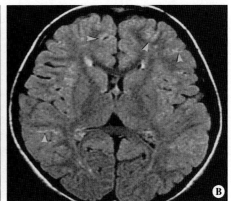

图 1.2.13　常春藤征 MR 图像

8 岁女孩，双侧烟雾病。图 A：T1 增强 MR 示弥漫性软脑膜强化，基底节区见一些强化的穿通动脉（箭头）。图 B：FLAIR 图示双侧额叶沿软脑膜轻微的高信号（箭头）

【病理基础】

因分布在软脑膜上的血管显著增多，造影剂在小血管中出现潴留，出现软脑膜强化。

【鉴别诊断】

此征并不是特异性诊断，脑膜炎、血管炎、脑膜癌等均可出现软脑膜强化，需要予以鉴别。

参 考 文 献

Jin Q，Noguchi T，Irie H，et al.2011. Assessment of Moyamoya disease with 3.0-T magnetic resonance angiography and magnetic resonance imaging versus conventional angiography. Neurol Med Chir（Tokyo），51（3）：195-200.

Mori N，Mugikura S，Higano S，et al.2009. The leptomeningeal ivy sign on fluid-attenuated inversion recovery MR imaging in Moyamoya disease a sign of decreased cerebral vascular reserve. Original. Research，30（5）：930-935.

Yoon HK，Shin HJ，Chang YW. 2002. "Ivy Sign" in Childhood Moyamoya Disease：Depiction on FLAIR and Contrast-enhanced T1-weighted MR Images. Pediatric Imaging，223（2）：384-389.

1.2.14　磨牙征

【英文】　Molar Tooth Sign

轴位 CT 或 MRI，在通过脑干峡部（脑桥与中脑结合部）的层面，峡部增粗延长并且与小脑上脚及发育不良的小脑蚓部之间形成类似于磨牙的结构，即磨牙征。见图 1.2.14。

【病理基础】

磨牙征是 Joubert 综合征比较特征性的表现，可见于 85% 的 Joubert 综合征患者。由于小脑上脚纤维束缺乏交叉，导致小脑上脚增粗和水平走行，几乎垂直于脑干，同时导致中脑前后径缩短、脚间窝增深，结合发育不良的小脑蚓部，在轴位图像上形成磨牙征。

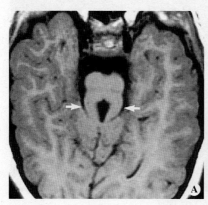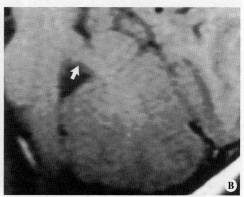

图 1.2.14　磨牙征 MR 图像

图 A：经由中脑水平的 T1WI 图小脑上脚增厚（箭）并伴脑桥中脑连接处中线裂隙样增宽，加之小脑蚓部缺失，进而形成特征性的磨牙征；图 B：矢状位的自旋回波 T1WI（500/9），以第四脑室为中心放大的 MR 图像，可见由于正常交叉的轴索改向所致的增厚并水平走形的小脑上脚

【鉴别诊断】

磨牙征由 Maria 等首先命名,可见于 85% 的 Joubert 综合征患者。最初认为磨牙征是 Joubert 综合征的特征性表现,后来发现磨牙征还可见于 Arima 综合征, Senior-Loken 综合征, COACH 综合征, Leber 先天性黑蒙样病及口-面-指综合征Ⅵ型等, 合称 Joubert 综合征及相关畸形。

1.2.15 假性蛛网膜下腔出血

【英文】 Pseudo-subarachnoid Hemorrhage

由于化脓性脑膜炎、急性缺血缺氧性脑病导致脑组织肿胀,大脑脑池或蛛网膜下腔呈相对性密度增高, 类似蛛网膜下腔出血。见图 1.2.15-1～图 1.2.15-2。

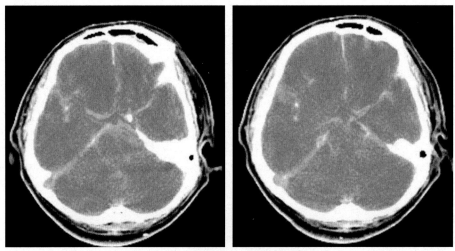

图 1.2.15-1 假蛛网膜下腔出血 CT 图像

CT 平扫(假蛛网膜下腔出血): 显示脚间池和外侧裂池密度增高, 脑灰白质分界模糊

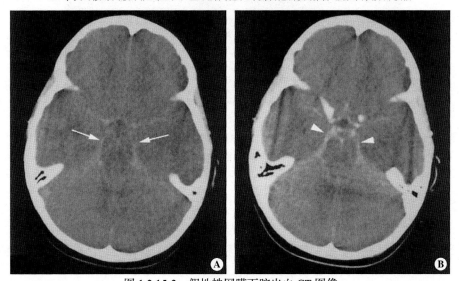

图 1.2.15-2 假性蛛网膜下腔出血 CT 图像

图 A: CT 平扫显示脚间池密度增高; 图 B: CT 增强显示脚间池密度相对于平扫未见明显变化

【讨论】

假蛛网膜下腔出血主要见于化脓性脑膜炎、急性缺血缺氧性脑病引起的脑组织肿胀。在 CT 扫描时大脑脑池或蛛网膜下腔内表现为稍高密度，和急性蛛网膜下腔出血表现类似。

急性缺血缺氧性脑病可以导致颅内压的升高和脑组织肿胀。脑组织水肿压迫临近蛛网膜下腔变窄，并部分取代脑脊液；而颅内高压可以引起脑组织表面小静脉回流受阻。最终导致蛛网膜下腔密度相对增高。

参 考 文 献

al-Yamany M，Deck J，Bernstein M. 1999. Pseudo-subarachnoid hemorrhage：a rare neuroimaging pitfall. Can J Neurol Sci，26（1）：57-59.

Given II CA，Burdette JH，Elster AD，et al.2003. Pseudosubarachnoid hemorrhage：a potential imaging pitfall associated with diffuse cerebral edema. AJNR Am J Neuroradiol，24（2）：254-256.

You JS，Park S .Park YS，et al. 2008. Pseudo-subarachnoid hemorrhage Am J Emerg Med，26（4）：521.e1-e2

1.2.16 明暗征

【英文】 Shading Sign

明暗征见于肿瘤反复出血、囊变患者 MRI 图像中，表现为新鲜出血部分在 T1WI 呈现高信号，T2WI 呈现高信号，而慢性出血部分在 T1WI 呈现低、稍低信号，T2WI 呈现高、稍高信号，形成明暗征。见图 1.2.16。

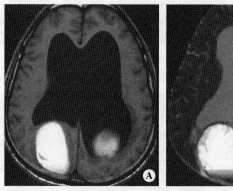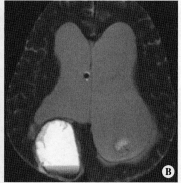

图 1.2.16 明暗征 MR 图像（另见彩图）

肺癌脑转移患者：图 A 为 T1WI 轴位图像，可见右侧顶叶及左侧侧脑室后角壁囊状结节影，部分区域信号增高；图 B 为 T2WI
轴位图像，可见右侧顶叶及左侧侧脑室后角壁囊状结节影，部分区域信号减低

【病理基础】

在肿瘤发生反复出血时，新鲜出血病灶内主要包含高铁血红蛋白，陈旧性出血内铁主要为二价亚铁，并可液化、囊性变，T1WI 对新鲜血肿内的高铁血红蛋白敏感，T1WI 信号变高；T2WI 对黏液中含铁血黄素中的二价铁敏感，形成 T2WI 低信号。

【鉴别诊断】

明暗征对肿瘤复发性出血具有一定的诊断意义，但明暗征并不是一特异性征象，一些特殊细胞来源肿瘤，如黑色素瘤，也可形成明暗征，需要予以鉴别，而一些含钙、铜等金属的病变，也可以表现明暗征，也需要加以鉴别。

参 考 文 献

Hetts SW，Urban JP，Quinones-Hinojosa A，et al.2004. The shading sign in cerebral squamous cell metastases. AJR，182（4）：1087-1088.

1.2.17 串珠样改变

【英文】 String-of-beads Sign

串珠样改变是指血管狭窄或动脉瘤形成在数字减影时（DSA）显示呈串珠样改变。见图 1.2.17-1～图 1.2.17-2。

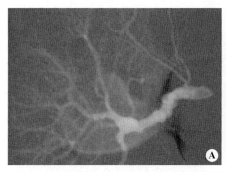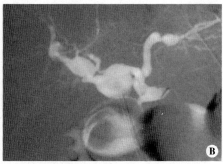

图 1.2.17-1 串珠样改变血管造影图像

选择性肾动脉（A）、肝动脉造影（B）造影显示典型的串珠样改变

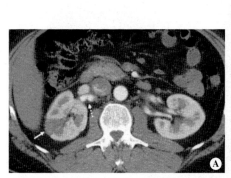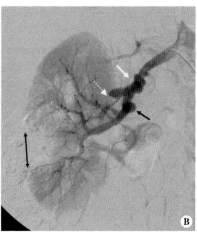

图 1.2.17-2 串珠样改变 CT 及 DSA 图像

右肾梗死，右肾动脉结节影（图 A），DSA 右肾动脉典型的串珠样改变（白箭所示）；右肾上动脉血栓形成（虚箭所示）；动脉瘤形成（短黑箭）（图 B）

【病理基础】

在病理上串珠样改变主要见于纤维肌肉营养不良所致中小血管狭窄，其中以肾动脉、大脑中动脉最为常见。

1.2.18 大脑中动脉点征

【英文】 MCA Dot Sign

头颅 CT 平扫时，可见位于外侧裂池的点状高密度血管影称之为大脑中动脉点征。见图 1.2.18-1～图 1.2.18-3。

【病理基础】

在 CT 上，正常血管呈软组织密度影。当外侧裂池内的大脑中动脉分支（M2 或 M3 段）内血栓形成时密度增高。大脑中动脉点征是大脑中动脉梗死在不同扫描层面的 CT 表现。

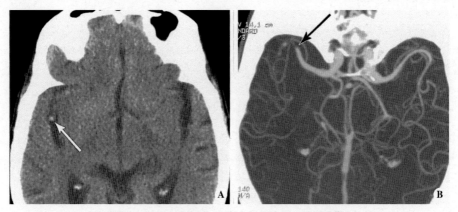

图 1.2.18-1 大脑中动脉点征 CT 及 CTA 图像

女性，81 岁，图 A：CT 平扫示右侧外侧裂可见点状高密度影（箭头）；图 B：CT 三维重建示大脑中动脉 M1 段明显变窄，在平扫时大脑中动脉点征位于大脑中动脉的 M2 段

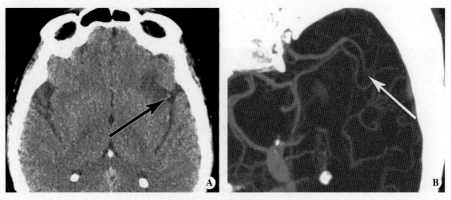

图 1.2.18-2 大脑中动脉点征 CT 及 CTA 图像

女性，65 岁，图 A：首次 CT 平扫显示左侧外侧裂池"大脑中动脉点征"（黑箭），同时显示岛叶梗死；图 B：增强 CT 三维血管重建显示 MCA M2 段阻塞（白箭）

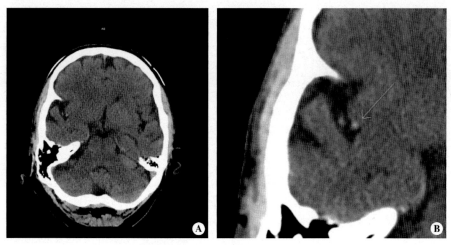

图 1.2.18-3　大脑中动脉点征 CT 及 CTA 图像

图 A：外侧裂大脑中动脉点征；图 B：局部放大图

【鉴别诊断】

尽管大脑中动脉点征可以作为脑缺血或脑梗死的间接征象，但是超级性期梗死病例中并不多见，此征象可支持 MCA 分支梗死的诊断，同时对治疗方案的制定和评估预后有较大帮助。当 CT 平扫出现豆状核轮廓模糊，岛带低密度，灰白质分解不清等直接征象时，大脑中动脉点征就起到辅助诊断的作用。

参 考 文 献

Barber　PA, Demchuk AM, Hudon ME, et al. 2001. Hyperdense sylvian fissure MCA "dot" sign：a CT marker of acute ischemia. Stroke, 32（1）：84-88.

Rutgers DR, van der Gtond J, Jansen GH, et al. 2001. Radiologic-pathologic correliation of hyperdense middle cerebral artery sign：a case report.Acta Radiol, 42（5）：467-469.

von Kummer R, Allen KL, Holle R, et al.1997. Actue stroke：usefulness of early CT findings before thrombolytic therapy. Radiology, 205（2）：327-333.

1.2.19　开环征

【英文】　Open-ring Sign

开环征主要见于颅内脱髓鞘炎性假瘤，增强扫描后病灶中心不强化，而病灶边缘出现非闭合性的环形强化，表现为开环征，该环的非闭合口多朝向灰质或基底节区。见图 1.2.19-1～图 1.2.19-3。

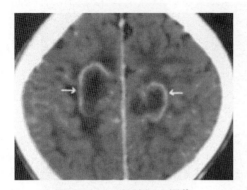

图 1.2.19-1 开环征 CT 图像

增强 CT 扫描显示：双侧病灶壁非闭合性强化（如箭所示）

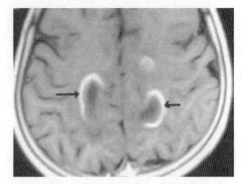

图 1.2.19-2 开环征 MR 图像

MRI 增强扫描 T1 轴位显示：非闭合性环形强化，非闭合的口
位于脑皮质，外部脑白质环完整（如箭所示）

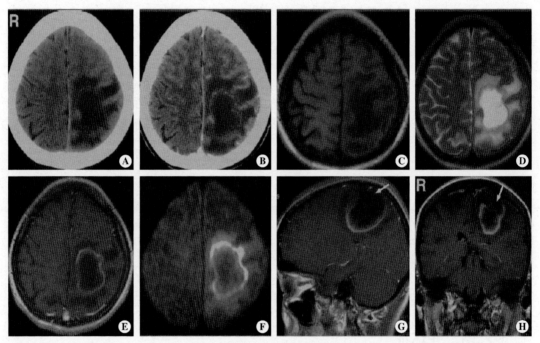

图 1.2.19-3 开环征 MR 图像

图 A（头颅 CT 平扫）和图 B（头颅 CT 增强扫描）显示左侧脑白质区低密度肿块影，伴周围局限性水肿及轻度卵圆形强化；图 C（MRI
T1 加权成像）显示病灶呈低信号，MRI T2 加权成像呈高信号伴周围高信号水肿带（图 D）；MRI 轴位（图 E）、DWI（图 F）上病
灶呈高信号，伴周围高信号环；冠状位（图 G）及矢状位（图 H）增强扫描显示病灶非闭合性环形强化（箭所示）

【病理基础】

在病理上开环征主要见于颅内脱髓鞘炎性假瘤，主要是因脑脱髓鞘改变所致。

【鉴别诊断】

开环征并非脱髓鞘炎性假瘤所独有，脑胶质细胞瘤、淋巴瘤、多发性硬化也可有类似
表现。

参 考 文 献

Jiro Akimoto，Nobuyuki Nakajima，Akihiko SAIDA，2006. Momofocal acute inflammatory demyelination manifesting as open ring sign . Neurol Med Chir（tokyo），46（7）：353～357 .

1.3 胸　　部

1.3.1　空气支气管征

【英文】　Air Bronchogram Sign

X 线或 CT 扫描中显示实变的密度增高影中有含气的支气管影，称为空气支气管征或支气管气象。见图 1.3.1。

【病理基础】

支气管在平片上一般情况下是看不到的，但当肺实质出现实变时即可见在实变的肺实质中分支状、管状透亮影。该征象最常在肺炎和肺水肿中看到。空气支气管征表明支气管并没有被阻塞。

【鉴别诊断】

该征象通常在良性病变如肺炎中见到，但是在恶性病变及一些少见疾病中也可看到，如肺泡癌、淋巴瘤、间质纤维化、肺泡出血、放射治疗后导致的纤维化中、结节病等。

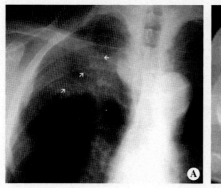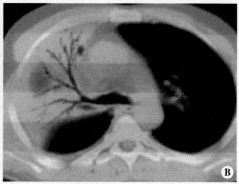

图 1.3.1　X 线及 CT 示空气支气管征

大叶性肺炎患者，图 A 示平片上显示的空气支气管征；图 B 示横断位 CT 平扫示右肺上叶实变肺组织内见充气支气管影

参 考 文 献

Collins J. CT signs and patterns of lung disease. 2011. Radiol Clin North Am，39（6）：1115-1134.

Hansell DV，Armstrong P，Lynch DA，et al.2005. Imaging of diseases of the chest. 4th ed. Philadelphia：Lippincott Williams & Williams：69-142.

Webb WR，Higgins CB. 2005. Thoracic imaging. Philadelphia：Lippincott Williams & Williams：439-449.

1.3.2　空气新月征（含气新月征）

【英文】　Air Crescent Sign

空气新月征常见于侵袭性肺曲霉菌病。侵袭性肺曲霉菌病多发生在免疫功能受损患者，尤其易发生在白血病、淋巴瘤、骨髓移植或器官移植患者，属机遇性感染。非机遇性感染的原发性肺曲霉菌感染很少见。见图 1.3.2-1～图 1.3.2-4。

【病理基础】

真菌的菌丝侵犯肺部血管导致肺出血、动脉栓塞致梗死，中心形成坏死结节，之后中心梗死组织收缩，周围坏死组织吸收形成薄壁空洞，曲霉菌球寄生在空洞病变内，当空气填充于曲霉菌球与薄壁空洞之间的间隙，即形成空气新月征。

【鉴别诊断】

空气新月征对诊断肺曲霉菌感染有一定的特征性，但文献报道，其他真菌感染、结核、放线菌、肺脓肿等也可出现空气新月征。肺曲霉菌感染是肺部最常见的真菌病，确诊需组织病理学检查。

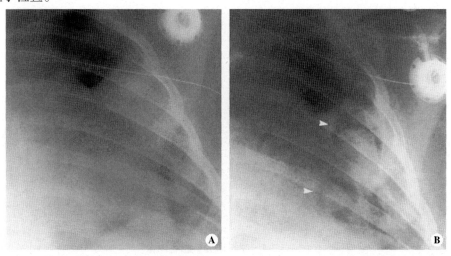

图 1.3.2-1　6 岁女童，患中性粒细胞减少及急性淋巴细胞白血病合并霉菌感染 X 线图像

图 A：胸部正位片示左肺中下野大片状高密度影；图 B：一周后胸片复查显示患者白细胞计数恢复的同时相继出现两个相邻的空气新月征（箭头）

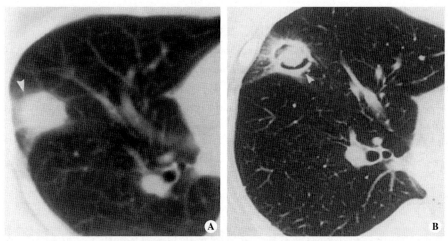

图 1.3.2-2　58 岁女性患者，急性粒细胞白血病肺霉菌感染患者 CT 图像

图 A：CT 横断位图像显示晕轮征，表现为结节状高密度周围环绕毛玻璃样改变；图 B：4 天后 CT 复查显示空气新月征，代表感染恢复期，同时患者白细胞计数恢复

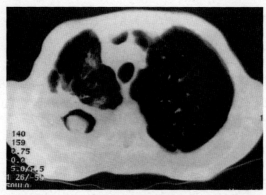

图 1.3.2-3 慢性纤维空洞型肺结核伴曲霉菌感染患者胸部 CT 图像

显示右上肺高密度区内的空气新月征，空洞内高密度结节可随体位改变而变化

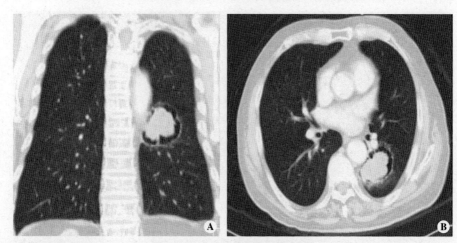

图 1.3.2-4 曲霉菌感染患者图像

图 A 为三维重建冠状位图像；图 B 为横断位肺窗图像，显示左肺下叶上段可见大小约 5.9cm×5.4cm×4.0 cm 的不规则薄壁空洞，其内可
见大小约 4.6 cm×3.1cm×3.0cm 的分叶状肿块影（可见空气新月征），壁厚度约 2～5mm，其外壁稍显模糊，累及周围肺组织

参 考 文 献

Abramson S. 2001.The air crescent sign. Radiology，218（1）：230-232.

Fred HL，Gardiner CL. 2009. The air crescent sign：causes and characteristics. Tex Heart Inst J. 36（3）：264-265.

Wang LF，Chu H，Chen YM，et al. 2007. Adenocarcinoma of the lung presenting as a mycetoma with an air
crescent sign. Chest，131（4）：1239-1242.

Yella LK，Krishnan P，Gillego V. 2005. The air crescent sign：A clue to the etiology of chronic necrotizing
pneumonia. Chest，127（1）：395-397.

1.3.3 黑胸膜线征

【英文】 Black Pleural Line

　　黑胸膜线征主要见于肺泡微石征，在胸部平片上表现为胸膜下、叶间裂边缘明显的
约 1～2mm 黑色线性的透光区域。见图 1.3.3。

【病理基础】

由于胸壁和肺内微石的衬托，在肺实质和肋骨之间出现细条状低密度影，HRCT 已经证实，在 X 线上看到的黑胸膜线征，其实是胸膜下微小气肿沿胸膜面排列而成的。

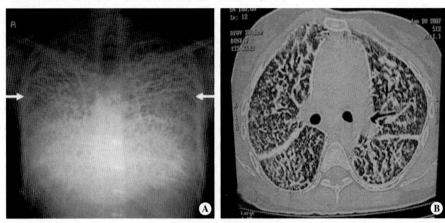

图 1.3.3　黑胸膜线征图像

图 A：胸片显示双肺弥散分布高密度小结节如暴风沙样表现，双侧可见黑胸膜线（白箭所示）；图 B：CT 轴位扫描显示：双肺散在分布多个点状高密度结节伴纵隔边缘及叶间裂增厚，黑胸膜线明显显示

参 考 文 献

Proesmans M, Boon M, Verbeken E, et al. 2012. Pulmonary alveolar microlithiasis: a case report and review of the literature. Eur J Pediatr, 171(7):1069-1072.

1.3.4　颈胸征

【英文】　Cervicothoracic Sign

颈胸征指后前位胸片上纵隔肿块上界是否清晰。可用来鉴别上纵隔肿块位置。见图 1.3.4-1～图 1.3.4-2。

【病理基础】

胸廓入口与第一肋平行，肺尖向后延伸部分多于向前部分。在后前位胸片上，当肿块位于气管前方或来源于颈部时，其上方无肺组织，因而肿块上缘模糊，为颈胸征阳性；当肿块位于气管后方或肺内时，其上缘仍有肺组织存在，故肿瘤上边界清楚，为颈胸征阴性。

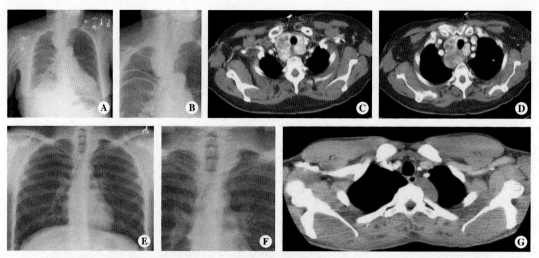

图 1.3.4-1 颈胸征图像

后前位胸片右上纵隔突出的肿块,其上缘边界不清(图A、图B);胸部CT增强扫描显示肿块从甲状腺延伸到前纵隔区域,为多结节甲状腺肿(图C、图D);后前位胸片上:肿块表现为向锁骨平面上外侧突出,且边界清楚(图E、图F);CT平扫(图G)显示肿块位于后纵隔,活检为神经节瘤

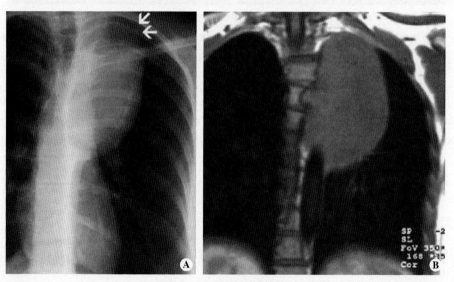

图 1.3.4-2 颈胸征图像

图A:后前位胸片肿块上界清楚,突出锁骨平面上方,支持后纵隔肿瘤(箭头);图B:同一患者冠状T1WI加权像示左后纵隔肿块,穿刺活检证实为神经节瘤

参 考 文 献

Felson B. 1968. More chest roentgen signs and how to teach them. Annual Oration in memory of L. Henry Garland, M.D., 1903-1966. Radiology, 90(3):429-441.

Felson B. 1969. The Mediastinum. Semin Roentgenol,4:41.

Geoffrey B. Marshall GB,Farnquist BA,et al,2006. Signs in thoracic imaging. J Thorac Imaging,21(1):76-90.

1.3.5　葡萄串征

【英文】　Cluster of Grapes Sign

葡萄串征多见于静脉曲张型及囊状支气管扩张。囊状支气管扩张 CT 上表现为多个圆形及椭圆形含气结构常聚集成簇或成串排列，管壁轻度增厚；静脉曲张型表现为支气管不规则串珠样扩张。见图 1.3.5。

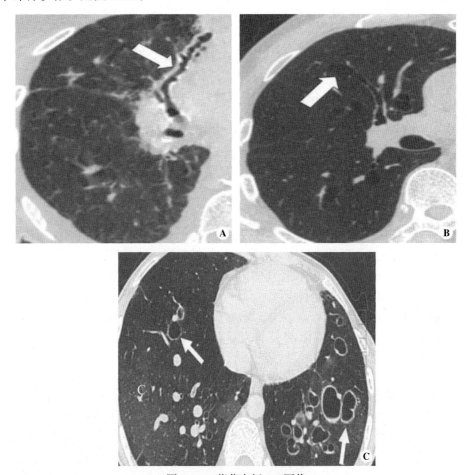

图 1.3.5　葡萄串征 CT 图像

图 A：静脉曲张型支气管扩张显示葡萄串征（箭）；图 B：囊状支气管扩张；图 C：囊性纤维化 C（横断）显示上叶明显的囊状支气管扩张（箭）

【病理基础】

囊状支气管扩张由于支气管远端扩大呈囊状，病变多时呈葡萄状或蜂窝状，静脉曲张型由于支气管不规则扩张，呈串珠样。

【鉴别诊断】

葡萄串征主要见于囊状及静脉曲张型支气管扩张，有助于鉴别先天性肺囊性病变，如先天性肺囊肿。

参 考 文 献

Baydarian M，Walter RN. 2008. Bronchiectasis：introduction，etiology，and clinical features. Dis Mon，54（8）：516-526.

Reid L. Reduction in bronchial subdivision in bronchiectasis 1950，Thorac，5（3）：233-247.

1.3.6 彗星尾征（胸部）

【英文】 Comet Tail Sign（Chest）

胸部彗星尾征可见于X线片或者CT扫描。当扭曲的血管、支气管走行至形似肿块的球形肺不张临近区域时，支气管血管束似被牵拉进入肿块，形似彗星的尾巴。见图1.3.6-1～图1.3.6-2。

【病理基础】

彗星尾征是球形肺不张的典型表现。当肺组织收缩时，血管及支气管被牵拉到其周围。聚集、靠拢的支气管血管束从边缘进入肿块内，形成鸡脚征或爪征。CT能较好地显示彗星尾征，也可很好显示相邻胸膜增厚。MRI上球形肺不张表现为T1WI与肝脏信号相似，也可见进入肿块的弧线形支气管血管束。

在鉴别诊断时需排除支气管肺癌。球形肺不张不需要特殊处理，病灶的大小长期变化不大或者轻度增大，偶尔部分病人病灶也可能会消失。不明确者可做穿刺活检鉴别。

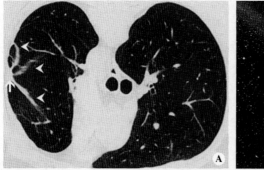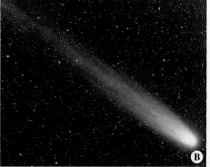

图1.3.6-1 彗星尾征图像

患者既往有肺结核病史，图A：CT显示胸膜下肺不张（箭），并可见支气管血管束延续至右侧肺门（箭头）；图B：.彗星

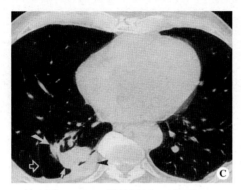

图 1.3.6-2　彗星尾征 CT 图像

男，62 岁，无症状球形肺不张患者（既往有石棉接触史），CT 示右下肺肿块（短箭）伴周围聚集的支气管血管束（长箭）；右侧胸膜增厚（箭头）

参 考 文 献

Algın O，Gökalp G，Topal U. Signs in chest imaging. 2010. Diagn Interv Radiol，17（1）：18-29.

Partap VA.1999. The comet tail sign.Radiology，213（2）：553-554.

1.3.7　铺路石征

【英文】　Crazy Paving Sign

为 Murch 等于 20 世纪 80 年代所报道的一种肺部非特异征象，最初报道仅见于肺泡蛋白沉积症患者。目前据相关文献报道，至少有 15 种肺部疾病可出现此征象，在 HRCT 上主要表现为弥漫性或散在分布的磨玻璃样影，并叠加有网格状细线影，形似铺路石而得名。见图 1.3.7。

【病理基础】

铺路石征在肺泡蛋白沉积症中相应的病理改变为肺泡内富磷脂蛋白充盈，肺泡间隔淋巴细胞浸润，胶原沉积和成纤维细胞增生，小叶内间隔和小叶增厚，形成"铺路石"即"疯狂堆砌"（crazy paving）改变，常呈地图样分布，而且在肺泡实变中可见"空气支气管征"。

【鉴别诊断】

作为一种非特异性的影像学表现，肺出血、心源性肺水肿、细支气管肺泡癌、细菌性肺炎、肺结核、结节病、卡氏囊虫肺炎、放射性肺炎、药物诱导性肺炎、慢性嗜酸粒细胞性肺炎、闭塞性细支气管炎、非特异性间质性肺炎、急性呼吸窘迫综合征（ARDS）等多种疾病均可出现铺路石征象，在诊断时还应结合不同疾病中的病变分布特点、病史和临床表现等诊断线索进行征象分析和鉴别。目前，全肺灌洗是诊断和治疗肺泡蛋白沉积症最有效的方法。

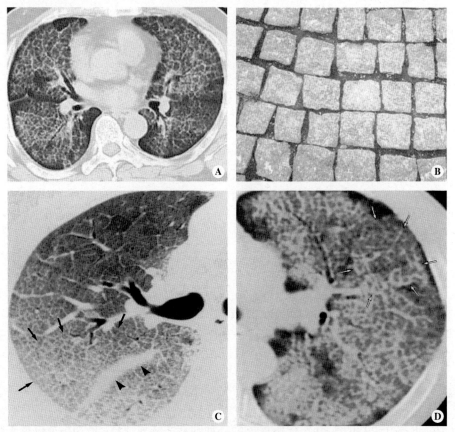

图 1.3.7 铺路石征图像

图 A、B：肺泡蛋白沉积症患者，男性，46 岁，HRCT 示双肺弥漫磨玻璃样变及纤维网状影，形成铺路石征。图 B 示铺路石。
图 C 示急性呼吸窘迫综合征（ARDS）患者，男性，32 岁；HRCT 示肺磨玻璃背景基础上重叠有细网格状影，即所谓铺路石
征，如图中长箭所示，箭头所示为斜裂积液。图 D 示肺泡蛋白沉积症，男性患者，46 岁，HRCT 示左肺大片磨玻璃样密度影，
左肺上叶见纤维网格影（白箭），呈典型铺路石征

参 考 文 献

Algın O，Gökalp G，Topal U.2011. Signs in chest imaging. Diagn Interv Radiol，17（1）：18-29.

Borie R，Danel C，Debray MP，et al. 2011. Pulmonary alveolar proteinosis. Eur Respir Rev，20（120）：98-107.

De Wever W，Meersschaert J，Coolen J，et al. 2011. The crazy-paving pattern：a radiological-pathological correlation. Insights Imaging，2（2）：117-132.

Maimon N，Heimer D. 2010. The crazy-paving pattern on computed tomography. CMAJ，182（14）：1545.

Souza CA，Marchiori E，Gonçalves LP，et al.2012. Comparative study of clinical，pathological and HRCT findings of primary alveolar proteinosis and silicoproteinosis. Eur J Radiol，81（2）：371-378.

1.3.8 双支气管壁征

【英文】 Double Braonchial Wall Sign

在纵隔积气时，气管及近端支气管管壁在纵隔内气体衬托下出现双边征象。见图 1.3.8。

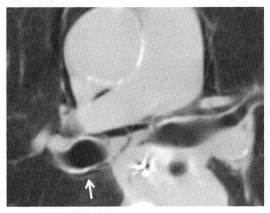

图 1.3.8　双支气管壁征

上图为一纵隔积气的患者，可见气管及近端支气管管壁出现的双边征（箭），该征象只在纵隔积气中见到

1.3.9　指套征

【英文】　Finger-in-glove sign

胸部 X 线平片表现为手指状密度增高影，以肺门为中心呈放射状分布，CT 显示扩张支气管内低密度黏液栓形成，呈管状、树枝状或卵圆形密度增高影，局部肺叶节段性透光度增强。见图 1.3.9-1～图 1.3.9-2。

【病理基础】

支气管扩张伴近端梗阻时，扩张支气管内部黏液分泌物不能排出而形成。

【鉴别诊断】

此征象可发生于支气管囊状纤维化、支气管闭锁、支气管肺曲霉菌感染、支气管结石、支气管异物及支气管肿瘤。CT 具有鉴别诊断价值，尤其是薄层扫描及多平面重建。

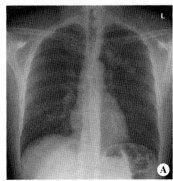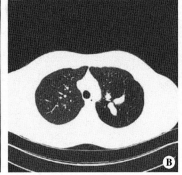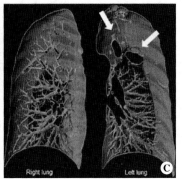

图 1.3.9-1　指套征图像

图 A 后前位胸片示左肺上叶分支状密度增高影（指套征）；图 B 轴位 CT 示左肺上叶管状密度增高影，邻近肺组织透光度增强；图 C 支气管三维重建未见相应支气管分布，表明支气管闭锁（箭所示）

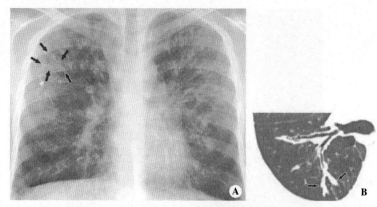

图 1.3.9-2 患者指套征图像

28 岁男性，支气管扩张症伴黏液阻塞，先前诊断囊状纤维化，图 A 后前位胸片显示多发结节状及树枝状密度增高影，以上叶明显（箭）；图 B 轴位 CT 肺窗示支气管扩张，远端黏液填塞（箭）

参 考 文 献

Kohler M. 2011.Finger-in-glove sign in bronchial atresia. Thorax，66（2）：182.

Martinez S，Heyneman LE，McAdams HP，et al.2008. Mucoid impactions：Finger-in-glove sign and other CT and Ra-diographic features. Radiographics，28（5）：1369-1382.

1.3.10 气管漏斗征

【英文】 Funnel Trachea

先天性发育或后天外力因素导致气管狭窄，下方狭窄程度明显时气管形如一漏斗，故而得名。见图 1.3.10。

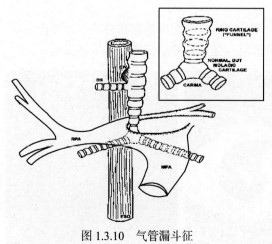

图 1.3.10 气管漏斗征

图示支气管狭窄，下方程度更为明显，状如漏斗

1.3.11 不完整叶间裂征

【英文】 Incomplete Fissure Sign

正位胸片表现为内侧肺野透光度强，外侧肺野密度增高，交界区域可见清晰的凹陷边缘；高分辨力 CT 显示斜裂或水平裂不完整，邻近肺叶肺组织融合，导致侧支通气，或病变通过叶间裂缺损处蔓延。见图 1.3.11-1～图 1.3.11-2。

【病理基础】

常常见于叶间裂不完整伴胸腔积液，内侧透光度增强为充气的肺组织，侧缘密度增高为液体导致，但胸膜外脂肪，胸膜增厚也可导致同样表现。

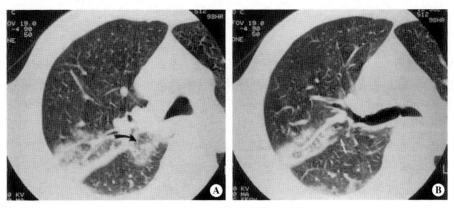

图 1.3.11-1　不完整叶间裂图像

图 A 显示右上叶肺炎通过斜裂蔓延至右肺下叶（弯箭）；图 B 清晰显示右侧斜裂不完整（箭）

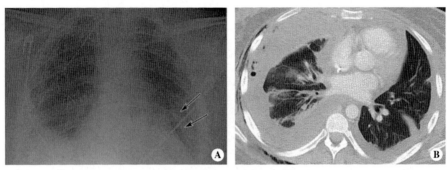

图 1.3.11-2　患者不完整叶间裂图像

图 A：不完整叶间裂征，仰卧位胸片显示左中肺野内侧透光度强，外侧昏暗；图 B：为同一患者 CT 图像显示左侧斜裂不完整，伴有左胸腔及叶间裂积液

参 考 文 献

Hayashi K，Aziz A，Ashizawa K，et al.2001. Radiographic and CT appearances of the major fissures. Radiographics，21：861-874.

Meghan G，Lubner.2008. The incomplete fissure sign. Radiology，247：589-590.

1.3.12　克氏线

【英文】　Kerley Lines

又称间隔线，为一种非特异性的 HRCT 和 X 线征象，常见于各种弥漫性肺部疾病。分为：①Kerley A 线：系肺外周和中心淋巴组织的交通支液体潴留所致，表现为自周围向肺门延伸的细长线条影，长约 5～6cm，多见于上肺野，常见于急性左心衰。②Kerley B 线：小叶间隔水肿所致，表现为肋膈角区近胸膜处长约 2～3cm，宽约 1～3mm 的水平横线，多见于风湿性心脏病二尖瓣狭窄和慢性左心衰。③Kerley C 线：系互相交织成网格状的线状阴影，多见于中下肺野，常见于肺静脉压明显增高，不如 Kerley A 和 B 线常见。④Kerley D 线：为较粗的长带状、长线形或胸膜下网状阴影。见图 1.3.12-1～图 1.3.12-2。

【病理基础】

间隔线的病理基础为小叶间隔增厚，是由于小叶间隔内间质炎性细胞和肿瘤细胞的浸润、水肿、纤维化以及一些特殊物质的沉积所致。引起肺小叶间隔增厚的疾病可以分为肺感染性疾病（如细菌性肺炎、病毒性肺炎、卡氏囊虫肺炎、肺结核等）、肺水肿（心源性和非心源性肺水肿等）、肺肿瘤性疾病（细支气管肺泡癌或癌性淋巴管炎等）和导致肺纤维化的一组弥漫性肺间质疾病（特发性间质性肺炎/纤维化、胶原血管病变、肺肉芽肿、血管炎和嗜酸粒细胞肺病、理化因素所致肺损伤、职业性间质性肺病和其他少见的肺疾病，如肺泡蛋白沉积症、急性呼吸窘迫综合征）等四大类。HRCT是观察显示各种类型间隔线的最佳方法。

【鉴别诊断】

克氏线是一个非特异性HRCT征象，在鉴别诊断时一定要认清其基本形态和分型，同时必须与伴随征象结合，才能缩小对弥漫性肺病的鉴别诊断范围。

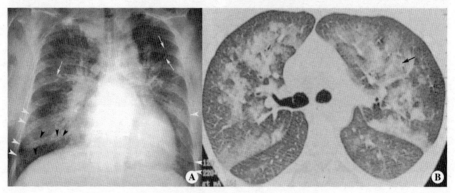

图 1.3.12-1 克氏线 X 线及 CT 图像

风心病二尖瓣狭窄患者，间质性肺水肿，图 A 中白长箭示 Kerley A 线，白箭头示 Kerley B 线，黑箭头示 Kerley C 线；图 B 为
HRCT，左上叶不规则细长线（黑箭），起于血管，为 Kerley A 线

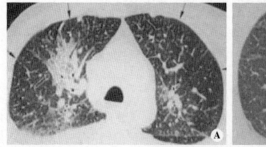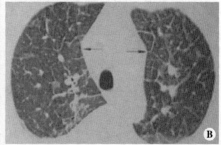

图 1.3.12-2 克氏线 CT 图像

图 A：心肌梗死后合并心源性肺水肿，双肺上叶多发短线组合网状影（黑箭），为 Kerley C 线；图 B：癌性淋巴管炎患者，
规则 B 线位于胸膜下（黑箭），短线密度均匀，边缘光滑，与胸膜面垂直

参 考 文 献

王振光，马大庆.2005. 肺小叶间隔线的基本形态和鉴别诊断.国外医学临床放射学分册.28（1）：25-28.
王振光，马大庆，关砚生. 2007. Kerley A 线的解剖病理基础及临床诊断意义.中华放射学杂志.2007,41(2)：

158-161.

Gluecker T，Capasso P，Schnyder P，et al. 1999. Clinical and radiologic features of pulmonary edema. Radiographics，19（6）：1507-1531.

Maurer HJ，Windeck B. 1980. Signs of pulmonary hypertension on the chest radiograph in mitral stenosis. Rofo，133（6）：615-620.

White AC，Mueller JD，Laurenzi G. 1993. Kerley B lines as a radiologic manifestation of pneumocystis carinii pneumonia. Chest，104（5）：1642.

1.3.13　莫诺征

【英文】　Monod Sign

莫诺征用于描述空洞内霉菌球（以曲霉菌最常见）的影像，当病人体位改变时霉菌球位置也会发生改变。该征象不应与空气新月征混淆，后者见于伴有血管浸润的恢复期曲霉菌病，即出现空气新月征预示着病情好转。但事实上，包绕霉菌球的气体常常也呈新月形外观，因而空气新月征也被很多学者用来描述上述两种病理过程。见图 1.3.13-1～图 1.3.13-2。

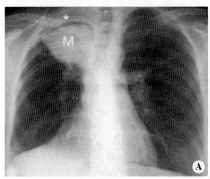
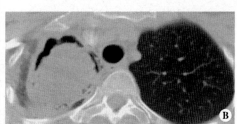

图 1.3.13-1　莫诺征 X 线及 CT 图像

图 A：一曾经患过结核病且近期咯血 32 岁女性患者，后前位胸片示右肺上叶空气新月征（星号）及莫诺征（M）；图 B：CT 扫描示空洞内曲霉菌球，痰培养证实为曲霉菌感染

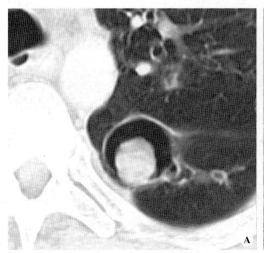
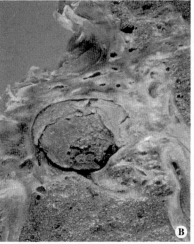

图 1.3.13-2　莫诺征 CT 图像

图 A：纤维性型肺结核患者，CT 检查示左肺下叶背段薄壁空洞并霉菌球，即所谓莫诺征；图 B：示术后病理大体标本

参 考 文 献

Nitschke A，Sachs P，Suby-Long T，et al. 2013. Monod sign. J Thorac Imaging，28（6）：W120.

1.3.14 动脉周围环形征

【英文】 Ring Around the Artery Sign

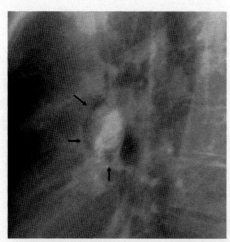

图 1.3.14 动脉周围环形征 X 线图像

哮喘合并自发性纵隔积气患者，男性，17 岁，侧位胸片示右肺动脉
周围见界限清楚的环状透亮影（箭示）

纵隔积气时在侧位胸片上可见到环绕右肺动脉、边界清楚的环形透亮影，称之为动脉周围环形征。见图1.3.14。

【病理基础】

纵隔积气为空气在纵隔内的异常聚集，在 X 线片上可清楚勾画出纵隔内解剖结构的形态。当纵隔段右肺动脉周围有气体对比时，在侧位胸片上，右肺动脉周可见环形透亮带显示，即所谓动脉周围环形征。

【鉴别诊断】

在目前的文献报道中，此征仅在哮喘、外伤、锁骨下动脉插管继发纵隔积气的患者中出现，但也可见于一些非特定损伤因素的患者。X 线胸片中，有时在心脏和主动脉弓边缘也可见到透亮线，应避免误诊为纵隔积气，CT 扫描则有助于鉴别。

参 考 文 献

Agarwal PP.2006. The ring-around-the-artery sign. Radiology，241（3）：943-944.

Bejvan SM，Godwin JD. 1996. Pneumomediastinum：old signs and new signs. AJR Am J Roentgenol, 166(5)：1041-1048.

Zylak CM，Standen JR，Barnes GR，et al.2000. Pneumomediastinum revisited.Radiographics，20(4)：1043-1057.

1.3.15 剑鞘气管

【英文】 Saber-sheath Sign

胸腔段气管自胸廓入口至气管分叉处全程内横径变小，内矢状径不变或轻度增大，横径与矢状径之比小于 2/3，气管横断面由类圆形变成类似剑鞘形态，称为剑鞘气管，与慢性阻塞性肺部疾病（COPD）关系密切。见图 1.3.15。

【病理基础】

剑鞘气管与 COPD 两者间关系密切。儿童和青年人气管的横断面都呈圆形，胸腔段气管呈剑鞘状改变是在成年后因疾病原因逐步发展而成，是由于长期慢性咳嗽及胸腔压力增高，气管软骨环变性、修复重塑所致。正确认识剑鞘气管，避免将胸腔内气管横径的狭窄误诊为是纵隔肿块所致。

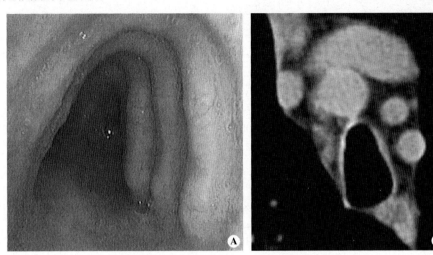

图 1.3.15　支气管镜及 CT 示剑鞘样气管

图 A：COPD 患者，纤维支气管镜检示气管前后径增大，呈马蹄形改变；图 B：HRCT 示剑鞘样气管

参 考 文 献

姚振威，沈天真. 2002. 电子束 CT 气管、支气管树三维重建的临床应用. 中华放射学杂志，36（2）：131-134.

叶菁. 2000. 剑鞘气管与慢性阻塞性肺疾病的关系.临床放射杂志. 19（2）：90-92.

Gupta PP，Yadav R，Verma M，et al.2009. High-resolution computed tomography features in patients with chronic obstructive pulmonary disease. Singapore Med J，50（2）：193-200.

Hayes D Jr，Ballard HO. 2009. Saber-sheath trachea in a patient with bronchiolitis obliterans syndrome after lung transplantation. Chron Respir Dis，6（1）：49-52.

1.3.16　印戒征

【英文】　Signet Ring Sign

印戒征是支气管扩张的 CT 表现，由一个小的圆形软组织密度影和一个中心为圆形低密度区的较大环形软组织密度影相连而成，形似印戒。软组织密度环代表扩张的支气管，其内低密度为扩张支气管内所含的气体，小圆形软组织密度影代表与扩张支气管伴行的肺动脉。它是支气管壁弹性组织和肌肉组织破坏而导致的局部支气管不可恢复的异常扩张，是受累支气管多种病理过程共同作用的最终结果。见图 1.3.16。

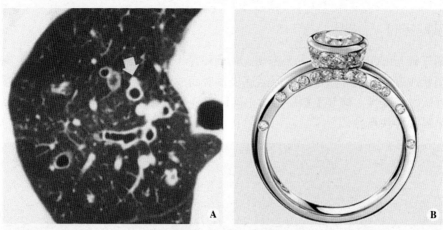

图 1.3.16 印戒征 CT 图像

图 A：CT 示右肺上叶支气管扩张，印戒征（箭）包括软组织密度影（动脉血管）邻近一个低密度环影（扩张的支气管），低密度环影明显大于软组织密度影；图 B：为印戒

参 考 文 献

Nelson C，Sanda M. 2002. Contemporary diagnosis and manage-ment of renal angiomyolipoma.J Urol，1315e25.

Rottenberg G，Rankin S. 2001. Renal masses. Diagnostic radiology. 4th ed. London：Churchill Livingstone；1565e6.

Sherman J，Hartman D，Friedman A，et al. 1981. Angiomyolipoma computed tomographicepathologic correlation of 17 cases. AJR Am J Roentgenol，137：1221 e6.

1.3.17 边缘征

【英文】 Silhouette Sign

在胸部 X 线检查中，边缘征（或轮廓征）是提示病灶位置的重要征象。典型的例子是由于右肺中叶不张造成的右心缘消失。这个征象同样可用于主动脉弓、半侧膈肌及左心缘。肺门部的边缘征也叫做肺门叠加征。它用来定位肺门的病灶，如果肺门血管在病灶内清晰显示，那么病灶就位于肺门的前方或后方，如果肺门血管显示不佳，那么病灶就可能位于肺门部。见图 1.3.17-1～图 1.3.17-2。

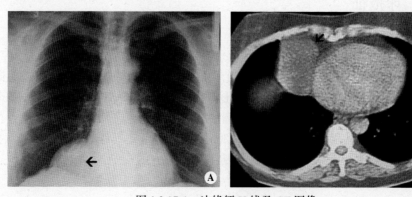

图 1.3.17-1 边缘征 X 线及 CT 图像

图 A：胸部 X 线图像显示病灶遮盖右心缘（箭）；图 B：CT 扫描示一囊 "8" 形病灶（心包囊肿）（箭）

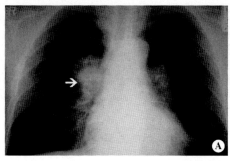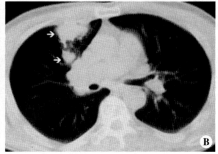

图 1.3.17-2　肺门叠加征 X 线及 CT 图像

图 A：X 线胸片示一咯血患者右肺门影增大，肺门血管在病灶内清晰显示，这说明病灶不是位于肺门部；图 B：胸部 CT 扫描示肿块位于右肺上叶（箭）

参 考 文 献

Andronikou S，Wieselthaler N. 2004. Modern imaging of tuberculosis in children：thoracic，central nervous system and abdominal tuberculosis. Pediatr Radiol，34（11）：861-875.

Blankenbaker D. 1998. The Luftsichel sign. Radiology，208（2）：319-320.

Cirillo RL. 1998. The scimitar sign. Radiology，206（3）：623-624.

1.3.18　暴风雪肺

【英文】　Snowstorm Appearance-Lung

暴风雪肺表现为双肺弥漫分布点状、结节状、片状密度增高影，部分可融合成团片状。见图 1.3.18。

【病理基础】

暴风雪肺为肺泡腔内气体被血管内渗出的液体或其他物质所取代，也可由间质改变（间质纤维化形成网格影并在此基础上弥漫分布颗粒状或小结节状影）形成。

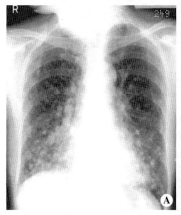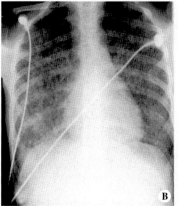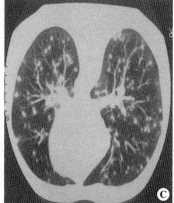

图 1.3.18　暴风雪肺 X 线及 CT 图像

图 A：甲状腺癌肺内转移表现为双肺弥漫分布无数小结节；图 B：粟粒性肺结核胸部 X 线片表现为双肺弥漫网结节状密度增高影，又称为"暴风雪"肺；图 C：胸部 CT 扫描显示急性组织胞浆菌病的典型暴风雪征

【鉴别诊断】

暴风雪肺不具特异性，可在肺脂肪栓塞、急性血液播散性肺结核、转移性肿瘤等疾病中出现。

参 考 文 献

Arakawa H，Kurihara Y，Nakajima Y. 2000. Pulmonary fat embolism syndrome：CT findings in six patients. J Comput Assist Tomogr，24（1）：24-29.

Bobby Bhalotra，Atul Gogia. 2004. A pulmonary snowstorm. Med J Aust，180（9）：454.

1.3.19 线条征

【英文】 Strip Sign

线条征又称前联合线，是指在胸片向后位或 CT 所示的胸膜与肺之间散在的条状高密度影。见图 1.3.19。

【病理基础】

线条征是指位于胸骨后上 2/3 胸膜与肺组织之间的正常组织，仅 25%的正常人可以见此征象，最近有文献报道通过线条征的厚度可以判断胸骨是否断裂。

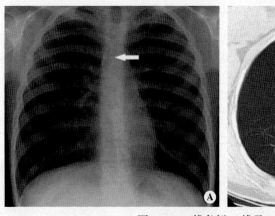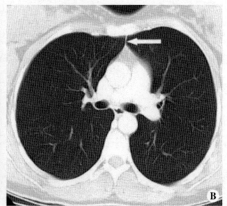

图 1.3.19　线条征 X 线及 CT 图像

胸片前后位及 CT 显示：线条征（即前联合线，白箭所示）

1.3.20 星系征

【英文】 Sarcoid Galaxy Sign

结节病肺内由大小不一致的小结节融合而成的大结节病灶，像夜空中无数个星星密集的星系，即为星系征。见图 1.3.20-1～图 1.3.20-2。

【病理基础】

结节病是种自身免疫性疾病，全身各个器官都可以发病，当侵及肺内时，可沿着支气管血管束蔓延形成多个小结节，这些结节为非干酪性肉芽肿样病变，由郎罕细胞、上皮细胞等构成，小的结节可以融合成大结节。

【鉴别诊断】

星系征在结节病的肺内表现并不多见，但是有一定的特征性意义，需要与淋巴瘤、转移瘤、韦格氏肉芽肿、周围型肺癌等鉴别。

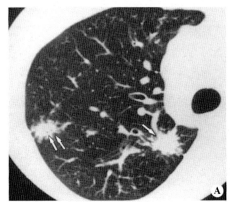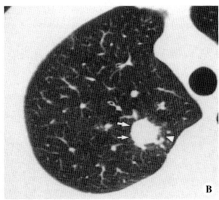

图 1.3.20-1 星系征 CT 图像

图 A：CT 扫描显示右肺上叶"结节"是由无数的小肉芽肿组成（箭示）；图 B：右肺上叶结节，边缘光滑，可见周围多个小星系结节

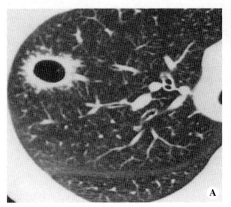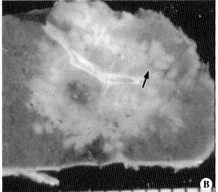

图 1.3.20-2 星系征 CT 图像

图 A：CT 扫描显示右肺上叶空洞内缘光滑，其外缘可见星系征；图 B：结节病患者手术病理标本可见多发的小结节样肉芽肿（箭示）

参 考 文 献

Brauner MW，Grenier P，Mompoint D，et al.1989. Pulmonary sarcoidosis：evalua-tion with high-resolution CT. Radiology，172（2）：467-471.

Colby TV，Carrinton CB. 1998. Infiltrative lung disease. Pathology of the lung.Stuttgart：Thieme Medical，

425-517.

Honda O，Johkoh T，Ichikado K，et al. 1999. Comparison of high resolution CT findings of sarcoidosis，lymphoma，and lymphangitic carcinoma：is ther-any difference of involved interstitium? J ComputAssist Tomogr，23（3）：374-379.

1.3.21 胸腺飘帆征

【英文】 Thymic Sail Sign

在 X 线正位片上，增大的胸腺突向前方纵隔状如帆状因此得名。

【病理基础】

绝大多数情况下，帆状结构往往为脂肪组织，在儿童更为常见，但也见于少数成人。见图 1.3.21。

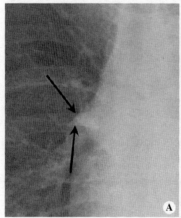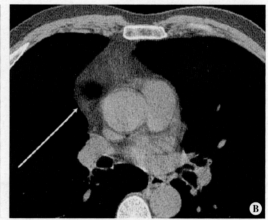

图 1.3.21 胸腺飘帆征 X 线及 CT 图像

图 A：胸部 X 线示右侧肺门可见突出肺野的三角状高密度影；图 B：胸部 CT 示右侧箭所示帆状软组织影，与前纵隔脂肪成分相同

参 考 文 献

Dae HH.2010. Thymic sail sign：unique to pediatric chest radiographys? Pediatr Radiol，40（3）：375.

1.3.22 水上浮莲征

【英文】 Water Lily Sign

肺内棘球蚴病（肺包虫病）内外囊破裂时，在胸片或 CT 片上可见圆形或卵圆形孤立含液性密度影，其内液平面上可见条带状和不规则软组织密度影，类似水上浮莲即为水上浮莲征。见图 1.3.22-1～图 1.3.22-2。

【病理基础】

肺内棘球蚴病不同时期有不同的影像学表现，当病变发展一定时期含液囊肿内外囊破裂其内容物排出，内囊壁塌陷漂浮在液平面上形成影像。

【鉴别诊断】

水上浮莲征对诊断肺内棘球蚴病有一定特征性意义。发生在其他部位的棘球蚴病也可出现水上浮莲征。

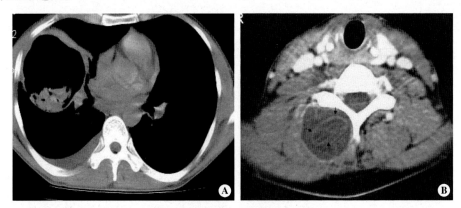

图 1.3.22-1　水上浮莲征 CT 图像

图 A：CT 显示右肺水上浮莲征；图 B：CT 增强可见位于 C6 颈部肌肉内水上浮莲征（箭示）

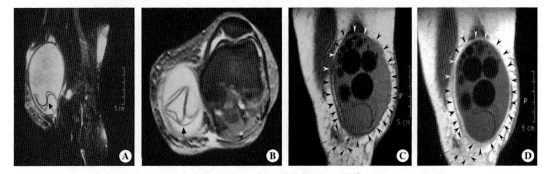

图 1.3.22-2　水上浮莲征 MRI 图像

图 A-D MR 图像显示膝关节软组织内内可见水上浮莲征；图 A、B 箭头所示低信号为塌陷囊肿壁

参 考 文 献

Bedioui H, Nouira K, Daghfous A, et al.2008.　Primary hydatid cyst of the psoas muscle：description of 9 cases in Tunisia and review of the literature.Med Trop，68（3）：261-266.

Garcia-Diez AI，Ros Mendoza LH，Villacampa VM，et al.2000 .MRI evaluation of soft tissue hydatiddisease. Eur Radiol，10（3）：462-466.

Tatari H，Baran O，Sanlidag T，et al. 2001. Primary intramuscular hydatidosis ofsupraspinatus muscle. Arch OrthopTrauma Surg，121（1-2）：93-94.

1.3.23　韦斯特马克氏征

【英文】　Westermark's Sign

肺动脉栓塞时可见肺动脉支配的肺野透亮度明显增强，肺纹理普遍减少，类似肺气肿改变称之为韦斯特马克氏征。见图 1.3.23。

【病理基础】

肺动脉较大的分支被栓塞时，由于肺血管供血明显减少，肺纹理的普遍减少、肺透亮度增加，相应区域的血管影减少或消失。

【鉴别诊断】

韦斯特马克氏征在诊断较大肺动脉栓塞时有一定的特征性意义，需要与肺气肿鉴别。

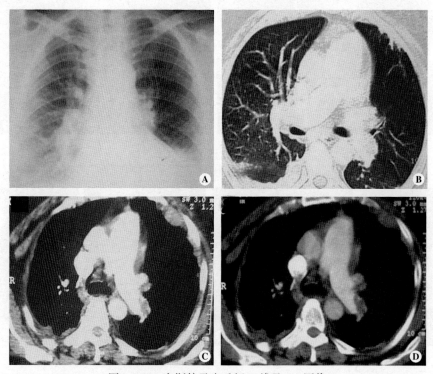

图 1.3.23　韦斯特马克氏征 X 线及 CT 图像

图 A：X 光平片显示左肺中野沿肺门分布较右侧肺门区透亮度增高区；图 B：CT 片显示右肺上叶可见肺纹理明显减少的透光区；图 C：CT 增强扫描显示肺动脉广泛充盈缺损；图 D：显示左肺动脉分支栓塞

参 考 文 献

Collins J. 2001. CT signs and patterns of lung disease.Radiol Clin North Am，39：1115-1134.

Hansell DV，Armstrong P，Lynch DA，et al.2005.. Basicpatterns in lung disease. Imaging of diseases ofthe chest. 4th ed. Philadelphia：LippincottWilliams & Williams：69-142.

Worsley DF, Alavi A, Aronchick JM, et al. 1993. Chest radiographic findings in patients with acute pulmonary embolism: observations from the PIOPED Study. Radiology, 189(1):133-136.

1.3.24　主动脉夹层的鸟嘴征

【英文】　Beak Sign of Arterial Dissection

鸟嘴征见于主动脉夹层动脉瘤增强 CT 扫描时，假腔围绕真腔，因真腔内压力较大，内膜片呈弧形向周围膨胀，其与假腔壁的夹角形似鸟嘴，为识别主动脉夹层假腔较为可靠征象。真腔往往较小，而假腔较大。见图 1.3.24-1~图 1.3.12-4。

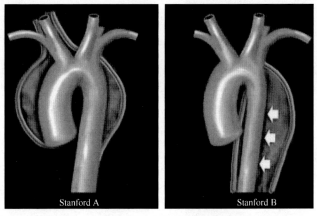

图 1.3.24-1　Stanford 主动脉夹层分型的模式图

A 型：夹层累及升主动脉，无论远端范围如何；B 型：夹层起源于胸降主动脉且未累及升主动脉

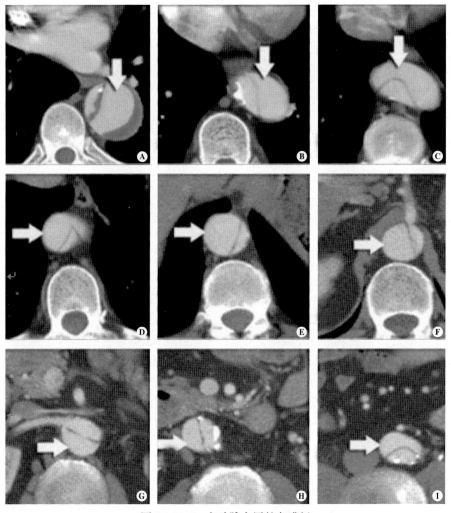

图 1.3.24-2　主动脉夹层的鸟嘴征

图 A~I 示 B 型主动脉夹层，假腔（箭）呈螺旋状围绕真腔走行，可见内膜片影

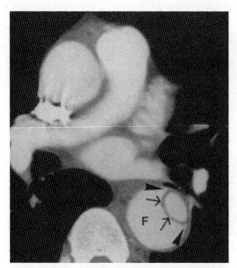

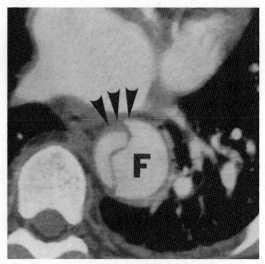

图 1.3.24-3 主动脉夹层的鸟嘴征 CT 图像

41 岁男性急性主动脉夹层患者增强 CT 扫描，显示降主动脉
内膜（细箭）将主动脉腔分离为两腔，假腔大于真腔，呈鸟
嘴状环绕真腔；F 为假腔

图 1.3.24-4 主动脉夹层的鸟嘴征

65 岁急性主动脉夹层患者，假腔前方少许低密度影（箭头）
系血栓；F 为假腔

参 考 文 献

Ferco Berger, et al. Thoracic Aorta —the Acute Aortic Syndrome：Aortic Dissection, Intramural Hematoma and Penetrating Ulcer. Publicationdate：10-4-2006 .

Mark A. LePage，et al.2001. Aortic Dissection：CT Features that Distinguish True Lumen from False Lumen, AJR：177（1）：207-211.

1.3.25 新月征

【英文】 Crescent Sign

多见于主动脉夹层（AD）或主动脉壁内血肿（IMH）。动脉夹层 CT 扫描时新月
征见于内膜剥离后真腔和假腔形成时，真腔一般较小，密度高，假腔通常密度较低，
呈新月形或半月形包裹真腔，形成新月征或半月征，增强扫描假腔内对比剂充盈较慢，
早期强化程度低于真腔，并易形成血栓。MRI 亦能直观显示真、假腔，真腔通常呈偏
心流空信号，假腔因血液流动缓慢，通常于扩张动脉中见新月形高信号，环绕受压的
真腔。IMH 的 CT 特征为管壁增厚（常＞3mm），其内见偏心性高密度影，平扫呈高
或等密度，增强无造影剂进入，无内膜瓣及动脉内膜破口，并见主动脉内膜钙化内移。
见图 1.3.25-1～图 1.3.25-2。

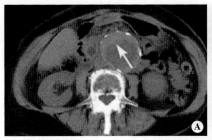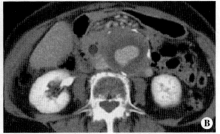

图 1.3.25-1　新月征 CT 图像

男，57 岁，有腹主动脉瘤病史，现剧烈腹痛。轴位 CT 平扫（图 B）、增强扫描（图 A）

显示新月征，白箭示主动脉壁内血肿

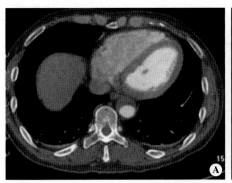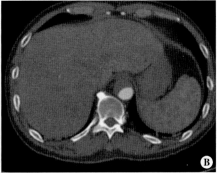

图 1.3.25-2　新月征 CT 图像

男，27 岁，Standford B 型主动脉夹层动脉瘤患者，增强 CT 示胸主动脉、

腹主动脉右前壁新月形无强化影

参 考 文 献

王礼同，李澄，罗志刚，等. 2010. MSCTA 在自发性腹部内脏动脉夹层诊断中的应用. 放射学实践，25（7）：765-767.

Kuroda S，Abumiya T，Akahashi A，et al.1992. Magnetic resonance findings in spontaneous dissection of the cervical internal carotid artery.Neurol Med Chiir，32（10）：773-777.

1.3.26　主动脉披挂征

【英文】　Draping Aorta Sign

CT 表现为腹主动脉后壁悬垂状无强化区呈披风样改变，与后方相邻结构如脊柱等分界不清，常见于慢性腹主动脉瘤破裂。见图 1.3.26。

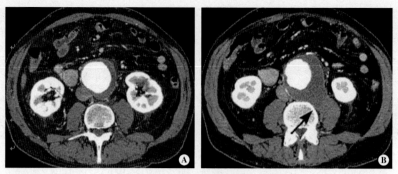

图 1.3.26 主动脉披挂征 CT 图像

一 55 岁男性腹主动脉瘤患者，近期后背部隐痛，横断位增强图像（图 A 及图 B）示主动脉披挂征，提示主动脉瘤破裂

参 考 文 献

Rakita D，Newatia A，Hines JJ，et al.2007. Spectrum of CT findings in rupture and impending rupture of abdominal aortic aneurysms. Radiographics，27（2）：497-507.

1.3.27 弯刀征

【英文】 Scimitar Sign

弯刀征见于房间隔缺损伴右肺静脉异常引流至下腔静脉患者，可见于 X 线平片、CT 冠状位重建、超声、MRI 等，表现为自下腔静脉至右心房交界区异常增粗的右肺静脉，斜向右上方走行，呈弯刀或弯月状。见图 1.3.27。

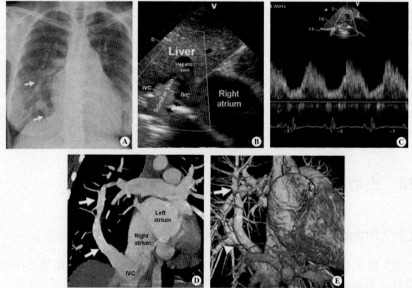

图 1.3.27 弯刀征图像

房间隔缺损伴右肺静脉异常引流至下腔静脉患者：图 A 为 X 平片，可见右肺静脉异常引流至下腔静脉，并明显增粗，呈弯月状（箭）；图 B 为彩色超声声像图，可见异常引流至下腔静脉的右肺静脉（箭）；图 C 为多普勒显示异常引流至下腔静脉的右下肺静脉；图 D 为对比增强 CT 冠状位重建图像可见弯刀征（箭）；图 E 为 CT 血管重建图像清楚显示异常引流至下腔静脉的右下肺静脉（箭）呈弯刀状

参 考 文 献

Puwanant P，Tumkosit M，Sitthisook K，et al.2009.　Scimitar sign in a patient with an atrial septal defect：a comprehensive noninvasive assessment with transthoracic echocardiography and computed tomography. JACC，（54）：16.

1.3.28　火焰征

【英文】　Flame Sign

在 CT、MRI 或乳腺 X 线光片上，胸骨肌表现为胸骨边缘的不规则状或火焰状软组织影，被脂肪包绕，需与病变相鉴别。见图 1.3.28。

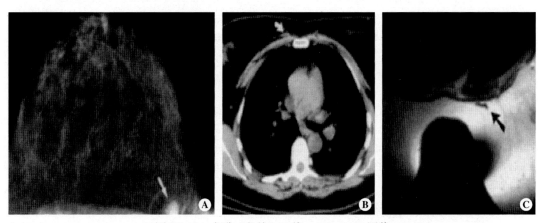

图 1.3.28　右乳"包块"X 线、CT、MRI 图像

患者，女，42 岁，右乳不规则"包块"。图 A：乳房 X 线光片显示右乳中份不规则软组织密度影（箭）；图 B：CT 扫描显示该结构位于胸大肌前；图 C：轴位 MR，T2WI 显示上述结构（箭），该结构信号强度与胸大肌一致

参 考 文 献

Francis M.Bradley，Herbert C. Hoover，Jr.，Carol A. Hulka，et al.1996. The sternalis muscle：an unusual normal finding seen on mammography. AJR，166（1）：33-36.

1.3.29　扁面条征

【英文】　Linguine Sign

【病理基础】

为乳房硅胶假体植入术后假体破裂形成的典型 MRI 征象。乳房植入物是由外层硅胶弹性外壳及内含硅胶组成的，植入人体后假体周围形成纤维包裹，假体破裂后弹性外壳塌陷即形成扁面条征。蛇形的线代表塌陷的弹性外壳漂浮在纤维囊内的硅胶中。扁面条征宜用 T2 加权自旋回波或快速自旋回波序列来观察。见图 1.3.29-1～图 1.3.29-2。

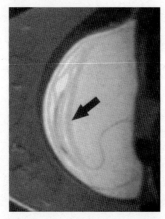

图 1.3.29-1　扁面条征 MR 图像

矢状位 T2 加权短 T1 反转恢复 MR 图像（3000/60 TR MS/TE MS）获得脂肪抑制序列显示乳腺硅胶植入体破裂，表现为扁面条征（箭）

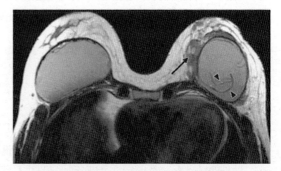

图 1.3.29 -2　扁面条征 MR 图像

横轴位 T2 快速自旋回波 MR 图像（TR/TE，7176.1/70）显示：左侧乳腺中部的中等信号强度的游离硅胶（箭）和位于植入体内低信号曲线（箭头），低信号曲线代表塌陷的植入假体外壳，即扁面条征

参 考 文 献

Gorczyca D.1994. MR imaging of breast implants. Magn Reson Imaging Clin N Am，2（4）：659-672.

Gorczyca D，Sinha S，Ahn C，et al. 1992. Silicone breast implants in vivo：MR Imaging. Radiology，185（2）：407-410.

Samuels JB，Rohrich R，Weatherall P，et al.1995. Radiographic diagnosisof breast implant rupture：current status and comparison of techniques. Plast Reconstr Surg，96（4）：865-877.

1.3.30　乳头内陷征

【英文】　Nipple Retraction

乳腺癌 X 线上乳头向内陷入乳晕形成外宽内窄的高密度影，恶性病变乳头、乳晕变形明显，所形成的倒三角形高密度影边缘多不光整，皮肤周边可见毛刺，亦可见橘皮状改变。见图 1.3.30-1～图 1.3.30-3。

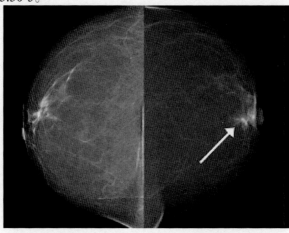

图 1.3.30-1　乳头凹陷 X 线图像

乳晕内陷征。一 67 岁老年女性患者的双侧乳腺 X 线成像，患者自诉近期出现右侧乳头回缩。图示右侧乳晕下可见一小结节（箭所指）伴周围结构紊乱

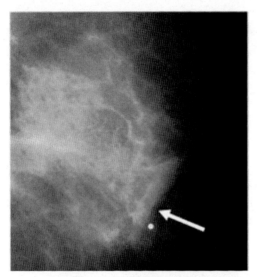

图 1.3.30-2　乳头凹陷 X 线图像

一 68 岁女性恶性肿瘤患者右侧乳腺 X 线片，经病理学
证实为浸润性乳腺导管癌。斜位 X 线上显示乳头内陷
（箭）

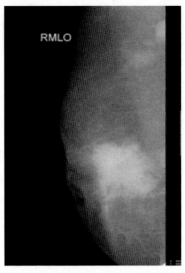

图 1.3.30-3　乳头凹陷 X 线图像

乳晕后方一肿块，牵拉乳头内陷

参 考 文 献

Darlene Da Costa，et al.　2007. Common and unusual diseases of the nipple-areolar complex1. Radiographics，
　27：S65-S77.

Jennifer A. Harvey，et al.　2008. Finding early invasive breast cancers：a practical approach. Radiology，248
　（1）：61-76.

1.4　肝胆胰脾及胃肠道

1.4.1　腹茧征

【英文】　Abdominal Cocoon Sign

　　腹茧症是一种少见的腹部疾病，原因不明，术前诊断困难，以小肠全部或部分被茧状包裹在一层异常纤维膜内为其特征。典型 CT 表现包括小肠环与周围积液聚集在一起或小肠环向腹中部集中并被软组织密度的纤维膜所包绕。其他的 CT 征象包括游离腹水或包裹性腹水、腹膜增厚并有强化、腹膜钙化（主要在终末期肾病患者中见到）、小肠壁增厚、小肠环呈束带样固定。见图 1.4.1-1～图 1.4.1-2。

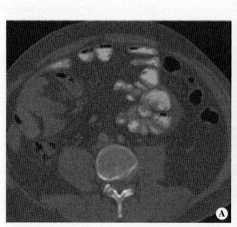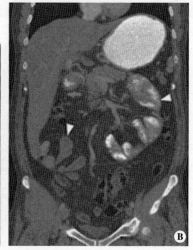

图 1.4.1-1　腹茧征 CT 图像

一个 36 岁患有硬化性包裹性腹膜炎的患者。图 A 为横断位，图 B 为冠状位重建 CT 图像，可见到小肠环从左上腹部延伸到右下腹部（图 B 中箭头所示），并且表面被纤维膜所围绕。图 B 腹部 CT 图像上可见扩张的小肠环被增厚的纤维腹膜所围绕

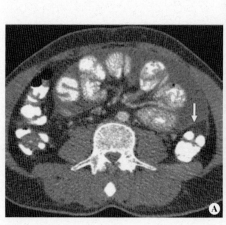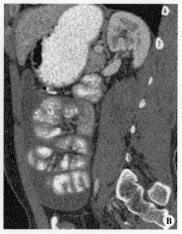

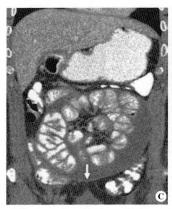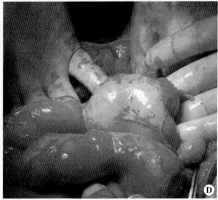

图 1.4.1-2　腹茧征图像

图中示 42 岁患有硬化性包裹性腹膜炎患者的腹部 CT 表现。图 A 横断面，图 B 矢状位重建，图 C 冠状位重建可见增厚的纤维膜（图 A 和图 C 中的箭所指）覆盖在聚积的小肠环表面，小肠周围腹水环绕。图 D 为术中摄像显示其解剖结构，术中对覆盖在小肠表面的纤维膜行黏连松解术

参 考 文 献

Foo KT，Ng KC，Rauff A，et al.1978. Unusual small intestinal obstruction in adolescent girls：the abdominal cocoon. Br J Surg，65（6）：427-430.

Holland P 1990. Sclerosing encapsulating peritonitis in chronic ambulatory peritoneal dialysis. Clin Radiol，41（1）：19-23.

Afthentopoulos IE，Passadakis P，Oreopoulos DG，et al. 1998. Sclerosing peritonitis in continuous ambulatory peritoneal dialysis patients：one center's experience and review of the literature. Adv Ren Replace Ther，5（3）：157-167.

1.4.2　手风琴征

【英文】　Accordion Sign

　　手风琴征见于口服造影剂后的 CT 扫描图像，造影剂填充于明显增厚的结肠袋中，表现出高密度（对比剂）和低密度（水肿的结肠袋）相间，与手风琴相似。手风琴征高度提示假膜性结肠炎。手风琴征的出现与结肠袋水肿增厚的程度和口服造影剂充填在结肠袋间隔中的多少有关。见图 1.4.2。

参 考 文 献

Boland GW，Lee MJ，Cats AM，et al. 1994. Antibiotic-induced diarrhea：specificity of abdominal CT for the diagnosis of Clostridium difficile disease. Radiology，191：103-106.

Fishman EK，Kavuru M，iones B，et al. 1991. Pseudomembranous colitis：CT evaluation of 26 cases. Radiology，180（1）：57-60.

Ros PR，Buetow PC，Pantograg-Brown L，et al. 1996.Pseudomembranous colitis. Radiology，198（1）：1-9.

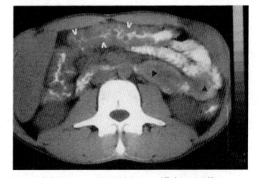

图 1.4.2　手风琴征 CT 横断面图像

横断位 CT 平扫示横结肠和结肠肝曲可见高密度和低密度相间的影像，即手风琴征（白光标）。该图中同时可见十二指肠第四段及空肠的"晕征"（黑箭头）

1.4.3 牛眼征（靶心征，靶征）

【英文】 Bulls eye sign

肝脏转移瘤在增强 CT 扫描中表现为病灶中心低密度，周围呈环形增强带，最外层呈增强不明显的低密度带。同样亦可见于 MRI 增强扫描时。

1.4.4 槟榔肝

【英文】 Nutmeg Liver

慢性肝淤血 CT 增强扫描时，在动脉期和门静脉早期，肝脏呈不均匀强化，且肝周强化程度较低，状似槟榔；延迟期则呈均匀强化。见图 1.4.4-1～图 1.4.4-3。

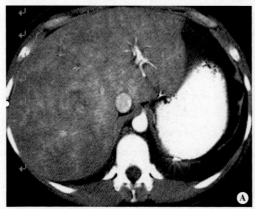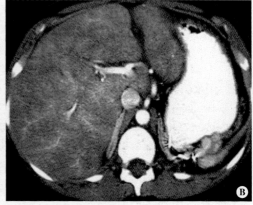

图 1.4.4-1 动脉期不同层面示槟榔肝 CT 增强图像

35 岁女性患者，心内膜炎致心力衰竭。增强 CT 示肝实质内呈树枝状强化，代表因心功能不足造成的肝小叶延迟强化，即肝静脉淤血，表现为马赛克样灌注（槟榔肝）

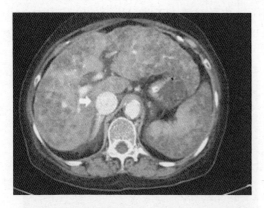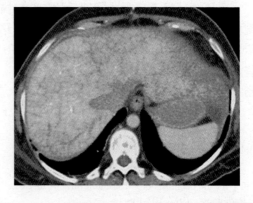

图 1.4.4-2 动脉期不同层面示槟榔肝 CT 增强图像

72 岁女性肝硬化患者，腹部增强 CT 扫描显示肝脾肿大，下腔静脉增宽（箭），肝脏灌注不均匀导致肝脏呈斑点状强化

图 1.4.4-3 动脉期不同层面示槟榔肝 CT 增强图像

肝脏 CT 对比增强扫描，显示肝脏不均匀强化（槟榔肝）

参 考 文 献

Dähnert W. 2003. Radiology review manual. Philadelphia：Lippincott Williams & Wilkins.

Liu WL，Lai CC. 2011. Nutmeg liver. Emerg Med J，28（12）：1062.

Reuther WL，Newman CA，Smith RE，et al. Gastrointestinal case of the day. Primary leiomyosarcoma of the IVC with Budd-Chiari syndrome. Radiographics，19（1）：248-251.

1.4.5　珍珠项链征

【英文】　Pearl Necklace Sign

MRCP 及 T2WI 上可见增厚的胆囊壁中多发、小圆点状的高信号囊腔，大小多为 2～7mm，一般约 4 mm，形似珍珠项链，故此得名。见于胆囊腺肌症，形成原因为胆囊黏膜增生、肥厚，外翻进入肌层形成罗-阿氏窦（Rokitansky-Aschoff 窦），窦与胆囊之间有管道相通，内充满胆汁，在 MRCP 或 T2WI 序列呈显著小囊状高信号。见图 1.4.5-1～图 1.4.5-2。

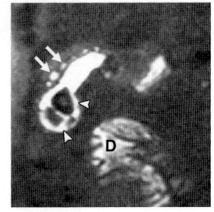

图 1.4.5-1　珍珠项链征 MR 图像

胆囊腺肌瘤病。抑脂 MRCP 序列示多发小囊状结构（箭头所指），称之为珍珠项链征

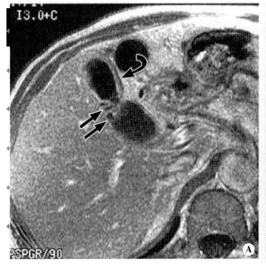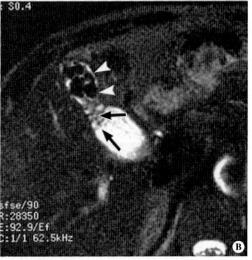

图 1.4.5-2　珍珠项链征 MR 图像

胆囊腺肌增生症病例。图 A 轴位 FSPGR 序列显示胆囊壁局限性增厚，可见小囊状结构（罗-阿氏窦，直箭）。同时，因慢性胆囊炎胆囊壁也表现为均匀增厚（弯箭）。图 B：MRCP 图像也显示节段性增厚的胆囊壁中小囊状结构（珍珠项链征）

参 考 文 献

Hiroki H，et al. 2003. The pearl necklace sign：an imaging sign of the adenomyomatosis of the gallbladder at MR cholangiopancreatography. Radiology，227（1）：80-88.

1.4.6　圆锥帽征

【英文】　Phrygian Cap

见于折叠胆囊，为胆囊常见变异，发病率约为 10％，由于胆囊底部扭曲折叠犹如圆锥帽。偶也可见于多隔胆囊。见图 1.4.6。

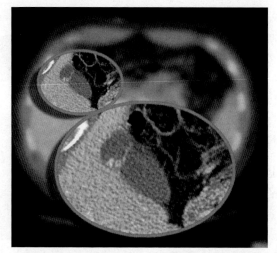

图 1.4.6 胆囊圆锥帽征 CT 横断面平扫图像

图示折叠胆囊，注意不要误认为胆囊结石

参 考 文 献

Boyden EA. 1935. The phrygian cap in cholecys-tography：a congenital anomaly of thegallbladder. Am J Radiol，33：589.

Edell S. A. 1978. comparison of the Phrygian capdeformity with bistable and gray scale ultrasound. J Clin Ultrasound，6（1）：34-35.

Smergel EM，Maurer AH. 1984. Phrygian capsimulating mass lesion in hepatobiliaryscintigraphy. Clin Nucl Med，9（3）：131-133.

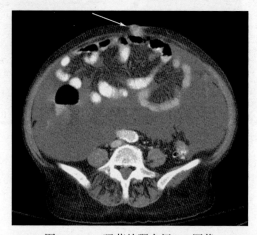

图 1.4.7-1 玛莉约瑟夫征 CT 图像

图示腹部增强扫描于脐部可见一隆起性病变（箭头），该女性患者有卵巢癌病史。该征象就是玛莉约瑟夫征征象，术后证实脐部隆起性病变为肿瘤转移所致

1.4.7 玛莉约瑟夫征

【英文】 Sister Mary Joseph Sign

【病理基础】

亦称玛莉约瑟夫结节，在脐处出现的结节状隆起病变，主要由于腹部脏器的肿瘤转移至脐部所示，常见于腹部恶性病变如消化道、卵巢等部位的肿瘤。见图 1.4.7-1～图 1.4.7-2。

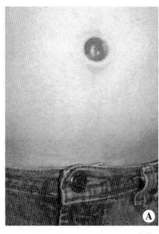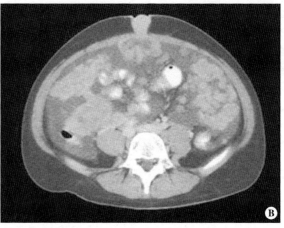

图 1.4.7-2 玛莉约瑟夫征 CT 图像

图 A：脐部一小赘生物；图 B：CT 扫描见一盆腔肿物，来源不明确（引自 N Engl J Med 2005；352：1913May 5，2005DOI：10.1056/NEJMicm040708）

参 考 文 献

Hinds MG，Lackmann M，Skea GL，et al.2003. The structure of Bcl-w reveals a role for the C-terminal residues in modulating biological activity. EMBO J，22（7）：1497-1507.

McDonnell JM，Fushman D，Milliman CL，et al.1999. Solution structure of the proapoptotic molecule BID：a structural basis for apoptotic agonists and antagonists. Cell，96（5）：625-634.

1.4.8 幽门狭颈征

【英文】 Cervix Sign of Pyloric Stenosis

幽门狭颈征见于上消化道造影，显示幽门管延伸达 4cm，内镜下幽门固定狭窄，边缘光滑，类似于油炸圈饼。主要见于婴幼儿先天性肥厚性幽门狭窄。见图 1.4.8。

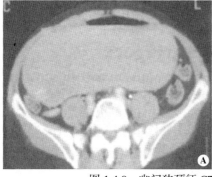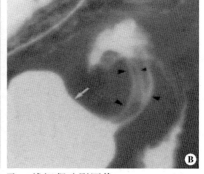

图 1.4.8 幽门狭颈征 CT 及 X 线钡餐造影图像

图 A：上腹部 CT 扫描显示由于幽门完全梗阻致胃远端扩张；图 B：婴儿先天性肥厚性幽门狭窄患者：上消化道钡餐造影示造影剂通过黏膜沟形成双轨征（箭），内可见线状影延伸到远侧（箭头）。胃蠕动期可见肥厚的幽门对胃窦形成压迹，称为肩征

参 考 文 献

Ger R. 1964. Post-operative extrinsic pyloric stenosis. BMJ，11：294.

Lewin KJ，Riddell RH，Weistein WM. 1992. Gastrointestinal pathology and its clinical implications. New York：Igaku-Shoin

（2）：359.

Medina E，Orti E，Tome A，et al. 1989. Hypertrophic pyloric stenosis in the adult. Endoscopy, 21（5）：215-216.

Quigley RL，Pruitt SK，Pappas TN，et al.1990. Primary hypertrophic pyloric stenosis in the adult. Arch Surg，125（9）：1219-1221.

Schuster MM，Smith VM. 1970. The pyloric cervix sign in adult hypertrophic pyloric stenosis. Gastrointest Endosc，16（4）：210-211.

1.4.9 梳样征

【英文】 Comb Sign

Crohn 病增强扫描显示肠系膜血管增多、扩张、扭曲，直小动脉拉长，间隔增宽，沿肠壁呈梳状排列，称为梳样征。常表明 Crohn 病处于活动期。见图 1.4.9-1～图 1.4.9-2。

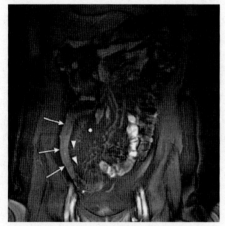
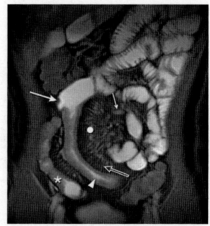

图 1.4.9-1 梳样征 MR 图像

女，38 岁，临床诊断 Crohn 病。MRI 显示回肠管壁明显增厚（箭）及增粗、强化的肠系膜血管（梳样征）

图 1.4.9-2 梳样征 MR 图像

男，21 岁，Crohn 病。MRI 显示小肠管壁增厚，黏膜溃疡形成（箭），回肠狭窄及狭窄引起的近段肠管扩张（箭头）。同时也显示了纤维脂肪的增生（圆点）、肠系膜淋巴结（细箭）以及增多的肠系膜血管（梳样征，空心箭）

参 考 文 献

Madureira AJ. 2004. The comb sign.Radiology，230（3）：783-784.

Meyers MA，McGuire PV. 1995. Spiral CT demonstration of hypervascularity in Crohn disease："vascular jejunization of the ileum" or the "comb sign".Abdom Imaging，20（4）：327-332.

Reittner P，Goritschnig T，Petritsch W，et al. 2002. Multiplanar spiral CT enterography in patients with crohn's disease using a negative oral contrast material：initial results of a non-invasive imaging approach. Eur Radiol，12（9）：2253.

Wiarda BM，Kuipers EJ，Heitbrink MA，et al. 2006. MR Enteroclysis of inflammatory small-bowel diseases. AJR Am J Roentgenol，187（2）：522-531.

1.4.10 脂肪晕征

【英文】 Fat Helo Sign

脂肪晕征为肠壁增厚伴黏膜下层脂肪堆积的 CT 表现，分为 3 层：内层为软组织密度的黏膜层，中间低密度（-64~18Hu）为增厚伴脂肪浸润的黏膜下层，最外层为相对高密度的肌层和浆膜层。肠腔中度扩张时显示此征最佳。以前认为是炎症性肠道疾病的典型表现，现在发现亦可见于正常人，尤其是肥胖症患者。见图 1.4.10-1～图 1.4.10-4。

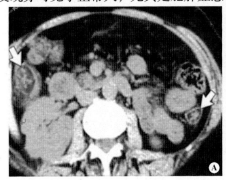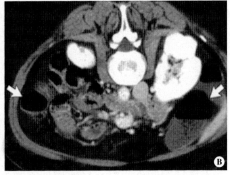

图 1.4.10-1　脂肪晕征 CT 图像

55 岁女性肠脂肪晕征，没有肠道疾病史。图 A：轴位 CT 平扫显示升、降结肠肠壁低密度脂肪层（箭头所示）；图 B：俯卧位轴位 CT 增强扫描显示升降结肠内可见低密度空气充盈，同时脂肪晕征消失

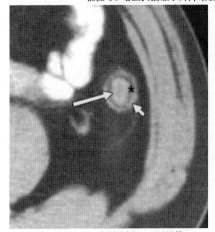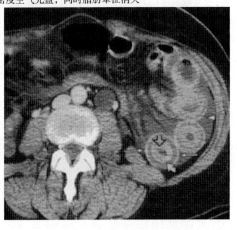

图 1.4.10-2　脂肪晕征 CT 图像

溃疡性结肠炎患者 CT 显示脂肪晕征，轴位 CT 显示内层可见高密度黏膜层（长箭头所示）周围可见低密度的黏膜下脂肪层（*）最外层与黏膜层密度相当

图 1.4.10-3　脂肪晕征 CT 图像

小肠肠壁水肿。CT 增强扫描显示部分小肠肠段可见均一的三层结构。从里到外分别对应黏膜层（空箭），黏膜下层（弯箭）及肌层（长实箭）

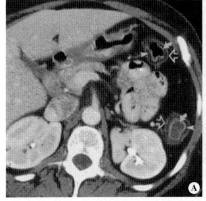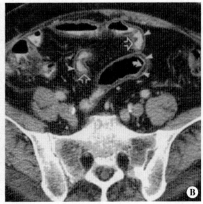

图 1.4.10-4　脂肪晕征 CT 图像

图 A、B 示克罗恩病、溃疡性结肠炎所致的脂肪晕征

参 考 文 献

Harisinghani MG，Wittenberg J，Lee W，et al. 2003. Bowel wall fat halo sign in patients without intestinal disease，AJR，181（3）：787-784.

Wittenberg J，Harisinghani MG，et al. 2002. Algorithmic approach to CT diagnosis of the abnormal bowel wall. Radiographics，22（5）：1093-1107.

1.4.11 铅管征

【英文】 Lead-pipe Sign

铅管征见于腹部平片、CT 及 MRI 中，表现为结肠袋消失，结肠均匀变细，呈铅管样改变。见于慢性结肠炎患者，以溃疡性结肠炎较多见。见图 1.4.11-1～图 1.4.11-2。

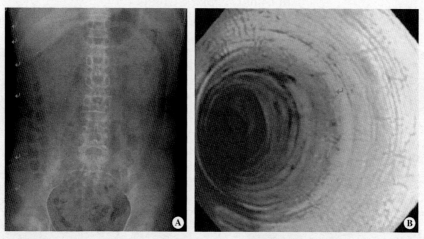

图 1.4.11-1 铅管征平片及肠镜图像

移植物抗宿主病慢性结肠炎患者，图 A 为腹部平片，示降结肠呈铅管征，弥漫性均匀变细，结肠袋消失；图 B 结肠镜检降结肠腔内改变，可见弥漫性黏膜显示及纤维化，呈陶瓷样肠壁改变

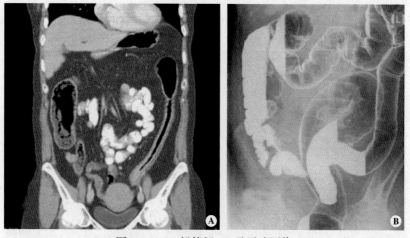

图 1.4.11-2 铅管征 CT 及平片图像

图 A 为 CT 冠状位重建图像，显示降结肠呈铅管征，弥漫性均匀变细，结肠袋消失；图 B 为钡灌肠后，气钡双重造影，可见降结肠黏膜显示，结肠袋变浅，腔内充满气

1.4.12 肠系膜混浊征

【英文】 Misty Mesentery Sign

亦称肠系膜云雾征。正常肠系膜在腹部 CT 上呈较均匀脂肪密度，当肠系膜脂肪受炎细胞、液体（如水肿、淋巴液及血液等）、肿瘤侵犯及纤维化时，腹部 CT 扫描示肠系膜脂肪密度增高，根据病变性质的不同，可呈均匀或不均匀，弥漫性或局灶性表现。见图 1.4.12-1～图 1.4.12-2。

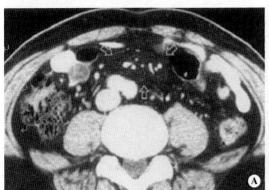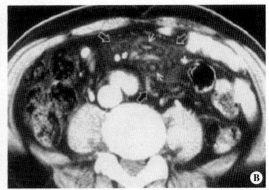

图 1.4.12-1 肠系膜混浊征 CT 图像

A 图：增强 CT 扫描是回肠系膜密度增高（箭）；B 图：3 年后 CT 复查示回肠系膜密度进一步增高并增厚（空箭）

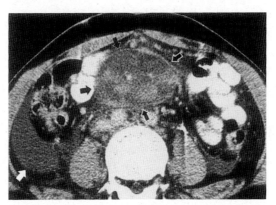

图 1.4.12-2 肠系膜混浊征 CT 图像

男性 51 岁非霍奇金淋巴瘤患者，增强 CT 扫描示回肠系膜（黑箭）明显增厚，系膜脂肪组织被肿瘤取代，肠系膜血管受压。右侧结肠旁沟可见局限性积液（白箭）

参 考 文 献

Seo BK，Ha HK，Kim AY，et al. 2003. Segmental misty mesentery：analysis of CT features and primary causes.Radiology，226（1）：86-94.

1.4.13　网膜饼

【英文】　Omental Caking

　　网膜饼征主要见于大网膜增厚，在 CT 上表现为腹膜局限性或弥漫增厚，呈不规则或圆形，可黏连成团，其内密度可均匀也可不均匀。同时邻近肠系膜可增厚。常见于网膜转移或结核性腹膜炎等。见图 1.4.13。

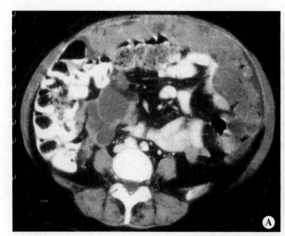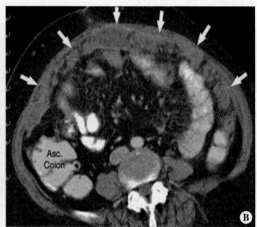

图 1.4.13　网膜饼征 CT 图像

图 A、B 示大网膜弥漫性增厚呈饼状改变

参 考 文 献

Pannu HK，Bristow RE，Montz FJ. 2003. Multidetector CT of peritoneal carcinomatosis from ovarian cancer，Radiographics，23：687-701.

1.4.14　肠壁积气

【英文】　Pneumatosis Intestinalis

　　肠壁积气系肠壁浆膜或黏膜下积气，可发生于肠道的任何部位，特别是小肠和结肠。主要见于腹部 X 线、CT 及内镜检查；腹部平片表现为充气肠曲边缘有密集或波浪状、连续囊状、大小不等的透光区，直径常约 1～2cm。钡剂造影：充钡的一个或多个肠段肠腔边缘见有大小不等的囊状透光区；若气囊肿位于肠壁浆膜下且向外伸展时，囊状透光区多分布在充钡肠腔的轮廓外缘；如气囊肿凸入肠腔内，则肠腔边缘可见较透亮的息肉样充盈缺损。CT 表现：CT 横断扫描显示肠壁内有多发、大小不一的不规则、圆形或类圆形气体密度，肠内容物位于肠道中央。常见于肠气囊肿病。如合并门脉积气常提示肠缺血坏死。见图 1.4.14-1～图 1.4.14-2。

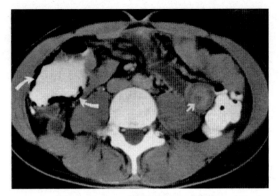

图 1.4.14-1 肠壁积气 CT 图像

28 岁男性艾滋病隐孢子虫性肠炎患者，行腹部 CT 扫描显示肠炎（直箭）和局限于盲肠及升结肠肠壁的气囊肿（弯箭）

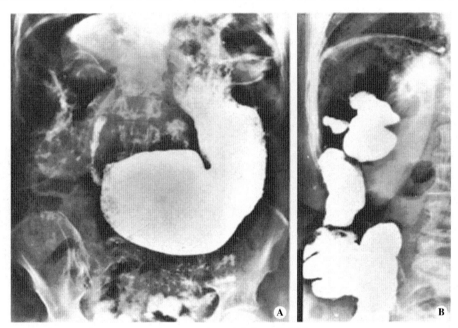

图 1.4.14-2 肠壁积气 X 线图像

图 A 和 B 示间位结肠综合征伴积气及幽门狭窄，上消化道钡餐显示幽门梗阻、狭窄导致幽门、十二指肠畸形，囊性和不规则性气体占据右上腹。注意气体勾勒出腹腔轮廓常提示气腹。图 B 延迟摄片显示结肠进入肝膈间隙，结肠壁可见囊样积气

参 考 文 献

Colquhoun J. 1965. Intramural gas in hollow viscera. Clin Radiol，16：71-86.

Druckmann A，Schwartz A，Rabinovici N，et al. 1961. Pneumatosis of the intestines. Am J Roentgenol Radium Ther Nucl Med，86：911-919.

Ecker JA，Williams RG，Clay KL. 1971. Pneumatosis cystoides intestinalis bullous emphysema of the intestine. A review of the literature Am J Gastroenterol，56（2）：125-136.

Koss LG. 1952. Abdominal gas cysts（pneumatosis cystoides intestinorum hominis）. An analysis with a report of a case and a critical review of the literature. Arch Pathol，53（6）：523-549.

MacKenzie EP.1951. Pneumatosis intestinalis. Pediatrics，7（4）：537- 549.

Mujahed Z，Evans JA.1958. Gas cysts of the intestine（pneumatosis intestinalis）. Surg Gvnecol Obstet，107（2）：151-160.

Olmsted WW. Madewell JE. 1976. Pneumatosis cystoides intestinalis. Gastrointest Radiol，1（2）：177-181.

Shallal J，van Heerdon J，Bartholomew L，et al. 1974. Pneumatosis cystoides intestinalis. Mayo Clin Proc，49（3）：180-184.

Shapiro BJ，Track AA，Myers E. 1964. Pneumatosis cystoides intestinalis involving the left side of the colon. Can Med Assoc J，91：219-224.

Varano V，Bonanno C. 1973. Colonoscopic findings in pneumatosis cystoidesintestinalis. Am J Gastroentero，59（4）：353-360.

1.4.15　小肠残渣征

【英文】 Small Bowel Feces Sign

又称小肠粪渣征。腹部 CT 扫描显示扩张小肠肠管内见到类似于结肠腔内粪便残渣样物质，常常含有气体影。常见于小肠梗阻。该证被认为是由于低位不完全性或亚急性小肠梗阻导致排空延迟，使小肠食物消化不全、细菌过度生长以及远端小肠内容物水分被吸收等因素造成。见图 1.4.15-1～图 1.4.15-2。

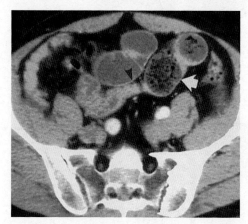
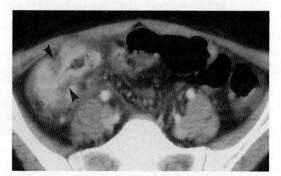

图 1.4.15-1　小肠内残渣征，小肠粪便征 CT 图像
55 岁男性患者腹部 CT 显示小肠内残渣征（箭），手术证实为肠粘连所致的肠梗阻

图 1.4.15-2　小肠内残渣征 CT 图像
20 岁克隆恩病患者出现急性腹痛，CT 扫描示小肠内残渣征。箭头提示炎症导致的末端回肠管壁增厚，致节段性狭窄

参 考 文 献

Fausto Catena, etc.Bologna guidelines for diagnosis and management of adhesive small bowel obstruction（ASBO）：2010 Evidence-based guidelines of the world society of emergency surgery.World J Emerg Surg，6：5.

Catel L，Lefèvre F，Laurent V，et al. 2003. Small bowel obstruction from adhesions：which CT severity criteria to research? J Radiol，84（1）：27-31.

Catalano O.1997. The faeces sign：a CT finding in small-bowel obstruc-tion. Radiologe，37（5）：417 -419.

1.4.16　车轮辐条征

【英文】 Spoke Wheel Appearance

小肠扭转时，肠系膜根部相应发生扭转，肠系膜变紧并沿着旋转轴呈漏斗形。这使得与肠系膜相连的肠管呈同心圆围绕在肠系膜血管周围，扭曲增厚的肠系膜血管占据中心，肠管扩张，肠腔内充满液体。分布在肠系膜上的血管由肠壁向扭转的肠系膜根部放射状排列，形成软组织密度皱襞，当腹部CT扫描时形似车轮的辐条与中心的车轴相连，称作车轮辐条征。当所扫描的横断图像与扭转肠襻的长轴呈垂直位的时候，该征象显示最清楚。见图1.4.16-1～图1.4.16-2。

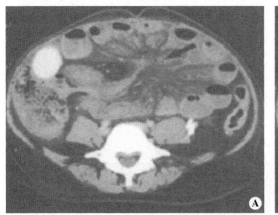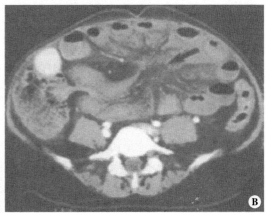

图1.4.16-1　车轮辐条征CT图像

图A、B：增强CT扫描示车轮辐条征：肠系膜密度增高，围绕肠系膜根部聚集（黑箭），周围环绕分布的是积液并扩展的肠襻；B：小肠扭转横断面影像在图A中对应的切层

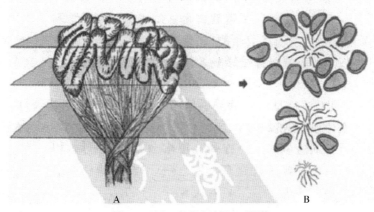

图1.4.16-2　小肠扭转切面影像

图A：图示小肠扭转的切面影像：增厚的肠系膜及系膜血管汇集，周围扩张的肠襻呈径向分布

1.4.17　旋涡征

【英文】　Whirlpool Sign

在CT图像上可见以同心圆为主的旋涡状软组织密度影，其内有飘带样低密度影伴行即为漩涡征。该征象高度提示小肠扭转时输入和输出肠管围绕一固定梗阻点旋转，并导致肠系膜绕轴旋转，是肠扭转的特异性征象。见图1.4.17-1～图1.4.17-3。

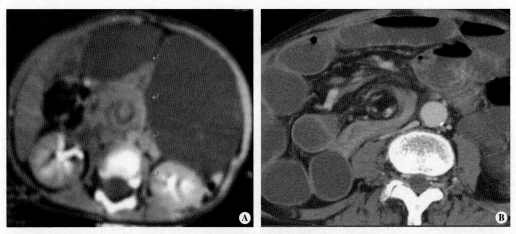

图 1.4.17-1 肠系膜呈"漩涡"状改变 CT 图像

图 A：为患儿肠系膜囊肿伴小肠扭转见漩涡征；图 B：为肠扭转患儿扭曲的肠管，系膜血管构成漩涡征

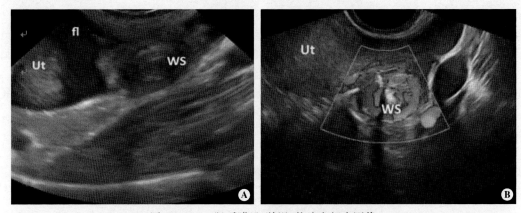

图 1.4.17-2 肠系膜呈"漩涡"状改变超声图像

图 A：超声显示卵巢韧带扭转，类似漩涡征（ws），图 B：彩色多普勒显示扭转的卵巢可漩涡征并见局部缺血和血流信号中断

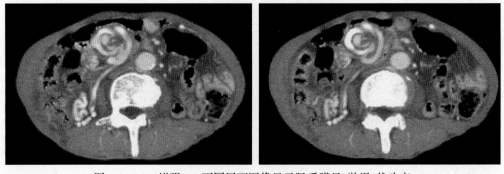

图 1.4.17-3 增强 CT 不同层面图像显示肠系膜呈"漩涡"状改变

参 考 文 献

Khurana B. 2003. The whirl sign.Radiology，226（1）：69-70.

Pracros JP，Sann L，Genin G，et al. 1992. Ultrasound diagnosis of midgut volvulus：the "whirlpool" sign. Pediatr Radiol，22（1）：18-20.

Vijayaraghavan SB. 2004. Sonographic whirlpool sign in ovariantorsion. J Ultrasound Med，23（12）：1643-1649；quiz 1650-1651.

1.5 骨骼肌肉系统

1.5.1 椎体扇贝征

【英文】 Vertebral Scalloping Sign

在 MRI 上可以看到椎体后缘骨皮质内陷，形似扇贝壳样改变，称之为椎体扇贝征。见图 1.5.1-1～图 1.5.1-3。

【病理基础】

通常为椎体受外界压力作用，使椎体后缘骨皮质产生椭圆状凹陷，也可见于椎管内压力正常的椎体疾病。

【鉴别诊断】

椎体扇贝征常见于椎管内肿瘤，硬脑膜扩张症，神经纤维瘤，软骨发育不全，马凡综合征等。

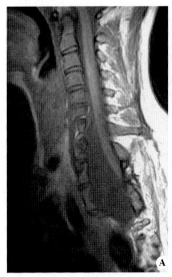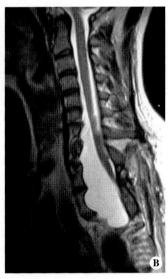

图 1.5.1-1　颈胸段椎体扇贝征

硬脑膜扩张症患者，矢状面 T1 加权自旋回波序列（图 A）及 T2 加权快速自旋回波序列（图 B）

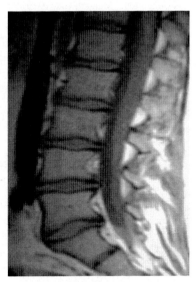

图 1.5.1-2　椎体扇贝征矢状面的 T1 加权序列图像

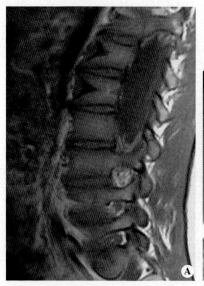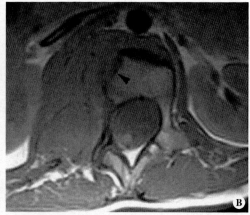

图 1.5.1-3　椎体扇贝征

神经纤维瘤患者图 A（矢状位）和图 B（轴位）在 T1 加权像上椎体前缘和侧方亦可见该征

参 考 文 献

Casselman ES，Mandell GA. 1979. Vertebral scalloping in neurofibromatosis. Radiology，131（1）：89-94.

Crawford AH. 2001. Neurofibromatosis. In：Weinstein SL，editor. The pediatric spine：principles and practice，
　2nd ed.Philadelphia：Lippincott Williams and Wilkins：471-490.

Daly D，Kaye M，Estrada R. 1970. Neurofibromatosis and hyperparathyroidism—a new syndrome? Can Med
　Assoc J；103（3）：258-259.

Sponseller P. 2003. The spine in skeletal syndromes and dysplasias.In：DeWald RL，editor. Spinal deformities.
　The comprehensivetext. New York：Thieme：701-717.

1.5.2　领结征及蝶形领结缺失征

【英文】　Bow Tie Sign And Absent Bow Tie Sign

　　正常成人半月板平均宽 9～12 mm，在矢状位层厚 5 mm 左右的 MRI 可以看到半月板体呈明显蝶形领结样。蝶形领结缺失征在 MR 矢状位上表现为半月板中原本明显可见的蝶形领结影像消失。蝶形领结缺失征多提示半月板撕裂伴移位或碎片形成。见图 1.5.2-1～图 1.5.2-5。

【病理基础】

　　半月板撕裂通常发生在膝关节锁闭伤、突然伸膝受阻或由于内侧半月板向髁间窝移位造成的关节失稳的年轻人中。确定移位的半月板碎片非常重要，因为一旦出现碎片就需要

用关节镜摘除。半月板的纵型撕裂，通常发生于内侧半月板。纵型撕裂与半月板的主轴相平行。半月板撕裂伤通常是两侧半月板同时受损。但是也可单独累及前角、后角或半月板体部。

【鉴别诊断】

非移位的半月板纵型撕裂；关节内游离体和膝关节正常解剖结构（包括附属半月板韧带和腘肌肌腱）。

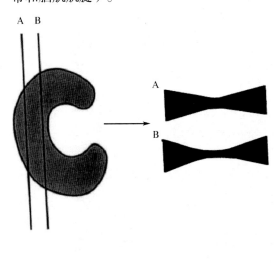

图 1.5.2-1　表现为完整领结的正常膝关节半月板矢状位 MRI

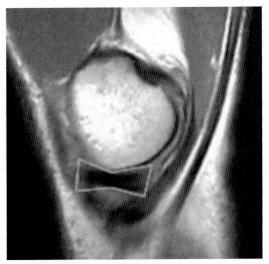

图 1.5.2-2　表现为正常领结征的正常内侧半月板连续矢状位 MR 图像

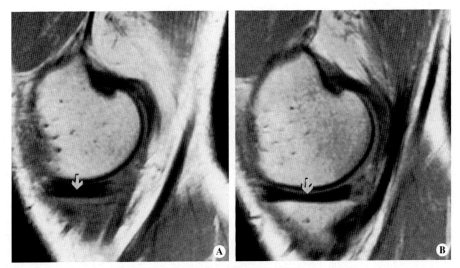

图 1.5.2-3　正常半月板的蝶形领结样表现 MR 图像

矢状位序列 MR 图像（图 A、B）可看到典型的内侧半月板（箭）蝶形领结表现

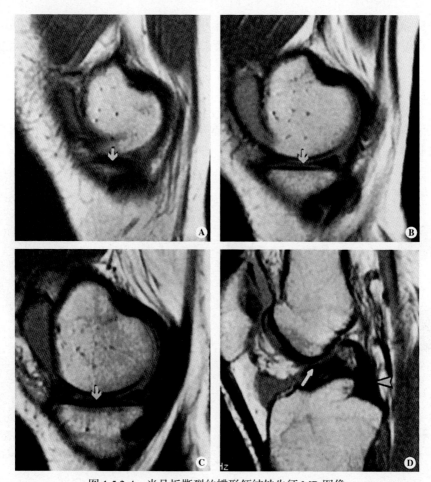

图 1.5.2-4 半月板撕裂的蝶形领结缺失征 MR 图像

连续矢状位图像（图 A）可见典型的内侧半月板蝶形领结部分；图 B 和 C 可见内侧半月板（箭）蝶形领结部分缺失；图 D 与
A–C 同一患者可见移位的柄（箭）。注意后交叉韧带（箭头）

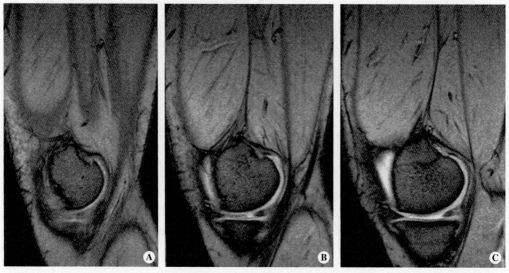

图 1.5.2-5 T2* GRE 矢状位图像

可见到缺失蝶形领结征，半月板体的连续性只在图 A 上见到

参 考 文 献

Helms CA，Laorr A，Cannon WD. 1998. The absent bow tie sign in bucket-handle tears of the menisci in the knee.AJR Am J Roentgenol；170（1）：57-61.

Silverman J, Mink J, Deutsch A. 1989. Discoid menisci of the knee：MR Imaging appearance.Radiology，173（2）：351-354.

1.5.3　弓形征

【英文】　Arcuate Sign

X片表现为从腓骨头上撕脱的骨片向上移位,骨片大小可从模糊的斑点到直径几厘米,即所谓的弓形征。见图1.5.3。

【病理基础】

腓骨茎突是弓形韧带、腓肠头腓骨韧带、腘肌腓骨韧带的附着点,这些韧带被称为弓形复合体。弓形征被描述为腓骨头的撕脱小骨片,它是由于外伤从弓形复合体上撕脱下来的。

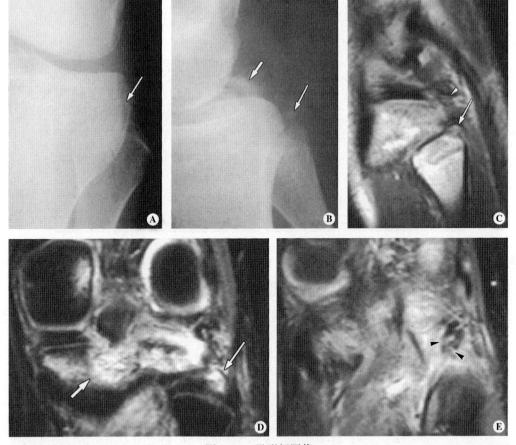

图1.5.3　弓形征图像

男性患者,急性车祸伤后左侧膝关节后外侧不稳。图A：正位X片示腓骨头茎突撕脱骨折（长箭）；图B：后交叉韧带在胫骨平台后方引起的撕脱性骨折（短箭）；图C：矢状位自旋回波质子密度加权像示撕脱之骨片（长箭）并邻近交叉韧带附着点骨髓内高信号水肿区（箭头）；图D、E：冠状位脂肪抑制序列图像示后交叉韧带胫骨平台后部附着点处的撕脱性骨折（短箭）

参 考 文 献

Huang GS，Yu JS，Munshi M，et al. 2003. Avulsion fracture of the head of the fibula（the "arcuate" sign）：
MR imaging findings predictive of injuries to the posterolateral ligaments and posterior cruciate ligament.
AJR Am J Roentgenol，180（2）：381-387.

1.5.4 亮缘征

【英文】 Bright Rim Sign

在磁共振 T2 加权成像上，在距腓前韧带距骨或腓骨附着处可见骨皮质连续性中断，出现点状或曲线状高信号影称为亮缘征。见图 1.5.4-1～图 1.5.4-2。

【病理基础】

距腓前韧带损伤患者在韧带附着处骨皮质可见点状或曲线状损伤，在磁共振轴位 T2 加权成像上，这些损伤表现为点状或曲线状高信号，亮缘征因此得名。

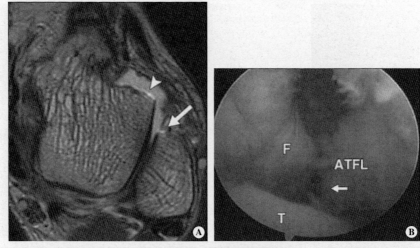

图 1.5.4-1 距腓前韧带撕裂图像

图 A：MR 轴位 T2 加权图像上可见点状及曲线状高信号，称为亮缘征；图 B：关节镜示距腓前韧带在腓骨附着处完全撕裂

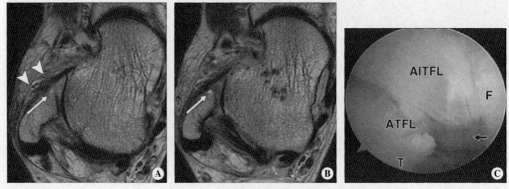

图 1.5.4-2 距腓前韧带部分撕裂图像

图 A 和 B：MR 轴位 T2 加权图像上可见距腓前韧带弥漫性增厚，皮层下信号增高，可见点状高信号，伴有皮质中断。图 C：
关节镜示距腓前韧带在腓骨附着处局限型增厚

参 考 文 献

Min HL, et al. 2012. The bright rim sign on MRI for anterior talofibular ligament injury with arthroscopic correlation. AJR, 198（4）：885-889.

1.5.5　蝴蝶椎

【英文】　Butterfly Vertebra

在 X 光正位片或 MRI 冠状位上可见椎体中央部变细或呈左右对称的两个不相连楔形骨块影，其形状似蝴蝶即为蝴蝶椎。见图 1.5.5-1～图 1.5.5-4。

【病理基础】

为罕见的椎体先天发育异常，由脊索的持久性矢状裂引起，致对称融合缺陷，这种缺陷通常发生在第 3～6 周的妊娠中。生长中的椎体有两个通常会融合的侧软骨骨化中心。如果其中一个不能完全发育，会导致半椎体发生；两个软骨骨化中心融合失败会导致蝴蝶椎发生。

【鉴别诊断】

需要与中央型椎体结核，椎体转移瘤，椎体压缩性骨折等鉴别。

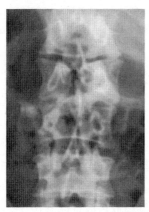

图 1.5.5-1　L2 蝴蝶椎 X 光正位片图像

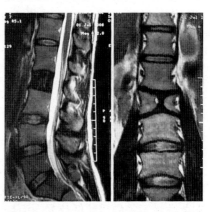

图 1.5.5-2　L2 蝴蝶椎磁共振 T2 加权像

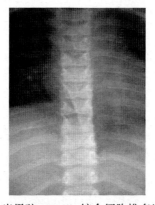

图 1.5.5-3　5 岁男孩 Alagille 综合征胸椎多发蝴蝶椎图像

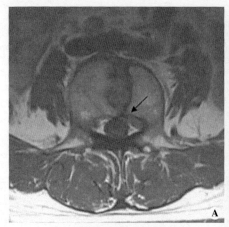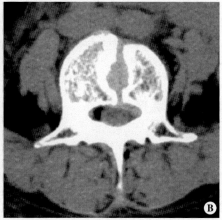

图 1.5.5-4　蝴蝶椎轴位 T1 加权 MR 图像和 CT 扫描图像

相应平面椎间盘突出致左侧隐窝狭窄，图 A 显示纤维环撕裂的部位（箭）

参 考 文 献

Alagille D，Habib EC，Thomassin N. 1969. Atresia of the intrahepatic bile ducts withpermeable extrahepatic bile ducts in infants. J Par Pediatr，26（1）：51-71.

Anderson PJ，Hall C，Evans RD，et al. 1997. The cervical spinein Crouzon syndrome，Spine，22（4）：402-405.

Delgado A，Mokri B. Miller GM. 1996. Butterfly vertebra. J Neuroimaging，6（1）：56-58.

Krantz ID，Piccoli DA，Spinner NB. 1997. Alagille syndrome. J Med Genet，34（2）：152-157.

Lawson ME，Share J，Benacerraf B，et al. 1997. Jarcho-Levin syndrome：prenatal diagnosis，perinatal care，and follow-up of siblings. J Perinatol，17（5）：407-409.

1.5.6　芹菜茎征

【英文】　Celery Stalk Sign

芹菜茎征为前交叉韧带黏液样变性 MRI 检查的典型影像学征象，表现为 PDWI、T2WI 或其附加 FS 序列的矢状面图像上，前交叉韧带出现弥漫性与韧带长轴走行一致的高信号，并且夹杂数量不等的线状低信号，而韧带的完整性及走行正常，这种改变由于类似于芹菜梗茎而得名。见图 1.5.6-1～图 1.5.6-2。

【病理基础】

在组织学上，芹菜茎征的高信号代表黏液样变性的组织，而其内的线状低信号则代表正常的韧带组织，导致前交叉韧带内出现黏液样变性的原因尚不清楚，包括退变、轻微创伤或先天性异常等。

【鉴别诊断】

芹菜茎征应与前交叉韧带部分撕裂鉴别：前交叉韧带部分撕裂亦可以表现为前交叉韧带完整，但韧带纤维中断出血水肿引起的韧带增粗和信号增高表现为斑片状片状，一般不与前交叉韧带长轴一致，韧带边缘模糊，走行亦可能发生改变；其次需要与前交叉韧带囊肿鉴别：后者为韧带内具有占位效应的囊状水样信号病变；另外还应与正常前交叉韧带的高信号鉴别，正常的前交叉韧带胫骨附着端由于纤维束间有信号较高的滑液和脂肪，表现为线状高信号中夹杂低信号，与芹菜茎征类似，但通常仅累及前交叉韧带远端。

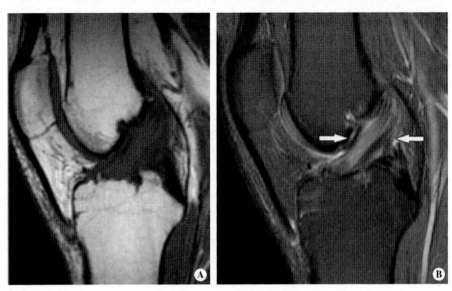

图 1.5.6-1　芹菜茎征 MR 图像

图 A：矢状位的 T1WI 像显示前交叉韧带（ACL）黏液变性，增粗的 ACL 大部呈均质中等信号强度，走行正常；图 B：正中矢状位脂肪抑制相示芹菜茎征，高信号的 ACL（箭）间杂与其长轴平行走行的低信号的纤维束，股骨外侧髁侵蚀明显

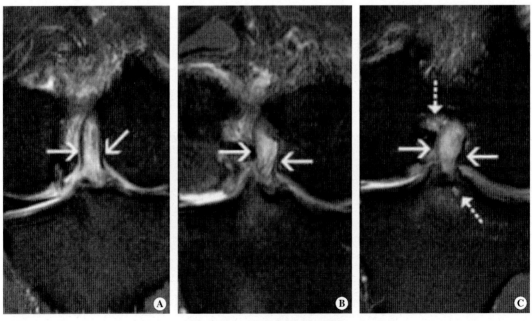

图 1.5.6-2　芹菜茎征 MR 图像

三个不同患者冠状 T2WI 脂肪饱和相显示芹菜茎征：前内侧和后外侧韧带束是完整的（实线箭）；在股骨和胫骨韧带附着处可见小的骨内囊肿与周围骨髓水肿（虚线箭）

参 考 文 献

Fernandes JL，Viana SL，Mendonça JL，et al. 2008. Mucoid degeneration of the anterior cruciate ligament：magnetic resonance imaging findings of an underdiagnosed entity. Acta Radiol，2008；49（1）：75-79.

Papadopoulou P. 2007. The celery stalk sign. Radiology，245（3）：916-917.

1.5.7 新月征

【英文】 Crescent Sign

股骨头内皮质下新月状透亮影（新月征）和内部裂隙样透亮线，均为股骨头缺血坏死（avascular osteonecrosis，AVN）的早期和中期 X 线表现，新月征多显示于股骨头前侧皮质下。MRI 表现为股骨头前上部边缘的异常条带影，T1WI 为低信号，T2WI 亦为低信号或两条内外并行的高低信号，与 CT 上的硬化带或并行透光区及硬化带相对应，为诊断 AVN 较特异的征象。见图 1.5.7-1～图 1.5.7-3。

【病理基础】

病理上，股骨头缺血坏死早期改变为缺血所导致的骨内细胞坏死崩解，骨细胞所在骨陷窝变空，随病程进展，周围正常骨内肉芽组织增生，沿骨小梁间隙向死骨浸润，一方面可于坏死骨小梁表面形成新骨，另一方面可将坏死骨部分吸收。坏死骨因应力作用发生骨折和塌陷，早期软骨改变轻微，软骨下骨质塌陷形成新月状透亮影或裂隙。

【鉴别诊断】

应与以下疾病或正常变异鉴别：① 退变囊肿，局限于骨性关节面下，形态规整，无股骨头塌陷；②暂时性骨质疏松，MRI 虽可出现长 T1 长 T2 信号区，与股骨头早期改变相似，但短期随访信号可恢复正常，不出现典型双边征；③骨岛：多为孤立性圆形硬化区，密度高，边缘较光整。

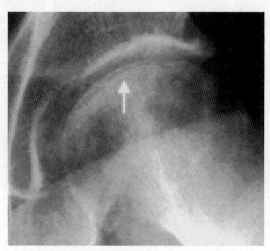

图 1.5.7-1 髋关节正位局部放大图像

股骨头缺血坏死的软骨下透亮区，即新月征（白箭）

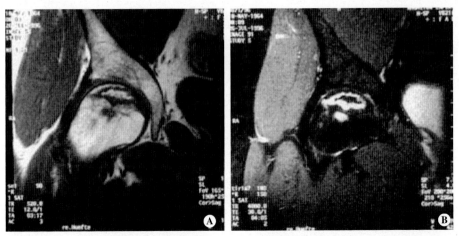

图 1.5.7-2　冠状位 T1WI 显示股骨头下线样低信号影（图 A）；冠状位短时反转恢复序列（STIR）T2WI
显示股骨头下双边征（图 B）

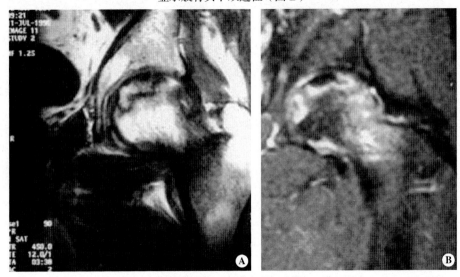

图 1.5.7-3　冠状位 T1WI 示股骨头下线样低信号，其邻近骨髓水肿（图 A）；短时反转恢复序列（STIR）
示双边征，周围骨髓水肿（图 B）

参 考 文 献

屈辉. 2009. 全身性骨坏死的影像学诊断和鉴别诊断. 北京：人民卫生出版社：24-37.

Ikemura S，Yamaoto T，Motomura G，et al. 2010. MRI evaluation of collapsed femoral heads in patients 60 years old or older：differentiation of subchondral insufficiency fracture from osteonecrosis of the femoral head. AJR Am J Roentgenol，195（1）：w63-w68.

Radke S，Kirschner S，Seipel V. 2004. Magnetic resonance imaging criteria of successful core decompression in avascular necrosis of the hip. Skeletal Radiol，33（9）：519-523.

1.5.8　双线征

【英文】　Double Line Sign

在股骨头缺血坏死或骨梗死患者 MRI 表现中，T2WI 骨髓腔内，包围骨坏死灶的低信号带内侧出现平行排列的高信号带，形似"双线"。见图 1.5.8-1～图 1.5.8-3。

【病理基础】

双线征，即在 T2WI SE 序列，包围骨坏死灶的低信号带内侧出现高信号带。双线征被认为代表正常骨与死骨反应界面，低信号带代表硬化骨，高信号带代表肉芽组织。其出现率达 80%。是骨缺血坏死较为特异的征象。

【鉴别诊断】

双线征是确定早期骨缺血坏死的重要征象，具有特征性的诊断价值。

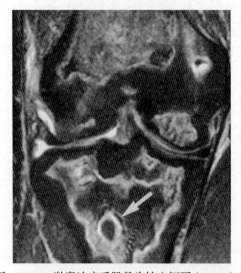

图 1.5.8-1　激素治疗后股骨头缺血坏死（AVN）患者双线征 MR 图像

膝关节冠状位 T2WI 压脂相显示中央区域为高信号，而外缘见平行环形低信号（箭）

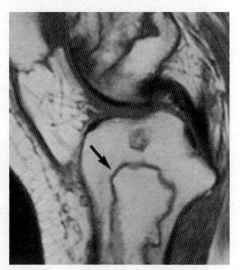

图 1.5.8-2　与图 1.5.8-1 同一患者膝关节矢状位 T1WI 相显示股骨近端异常低信号带（箭）

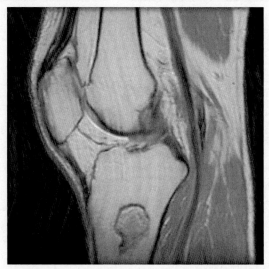

图 1.5.8-3　矢状位 PD：典型的双线征（低信号外缘内衬高信号内缘）

参 考 文 献

Zurlo JV. The double-line sign.1999. Radiology，212（2）：541-542.

1.5.9 双后交叉韧带征

【英文】 Double Pcl Sign

膝关节 MRI 矢状位图像上后交叉韧带前下方出现与之平行的条形低信号影，称为双后交叉韧带征。常见于半月板桶柄样撕裂。见图 1.5.9-1～图 1.5.9-2。

【病理基础】

半月板桶柄样撕裂时，撕脱的部分移位至后交叉韧带前下方，两者在 MRI 所有序列中均呈低信号，撕脱移位的碎片形似第二条后交叉韧带，故称为双后交叉韧带。文献报道双后交叉韧带征只见于内侧半月板桶柄样撕裂，因为外侧半月板与后交叉韧带之间有前交叉韧带相隔，但是当伴随有前交叉韧带断裂时，外侧半月板损伤同样可形成双后交叉韧带征。

【鉴别诊断】

与双后交叉韧带容易混淆的是 Humphry 韧带和斜行板板韧带，两者均为正常解剖变异。找到韧带的起止点并确定正常半月板形态是鉴别的关键。

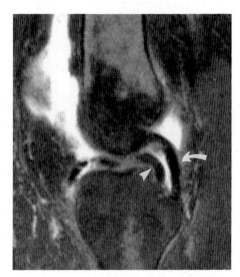

图 1.5.9-1　双后交叉韧带征 MR 图像

弯箭所示为后交叉韧带，箭头所示为撕裂后移位内侧半月板

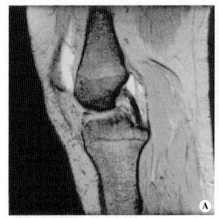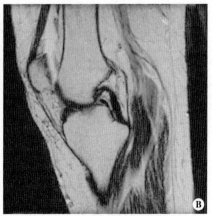

图 1.5.9-2　矢状位（图 A）和斜矢状位（图 B）T2WI 显示平行于后交叉韧带的低信号影

参 考 文 献

Helms CA，Laorr A，Dilworth Cannon W Jr. 1998. The absent bow tie sign in bucket-handle tears of the menisci in the knee. AJR Am J Roentgenol，170（1）：57-61.

Ryan RS，Marchinkow LO，Munk PL. 2005. Radiology for the surgeon：Musculoskeletal case 35.Can J Surg，48（3）：241-242.

1.5.10 滴蜡征

【英文】 Dripping Candle Wax Sign

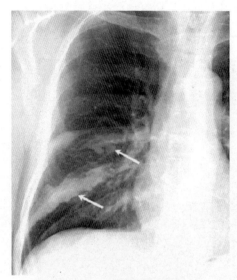

图 1.5.10-1 滴蜡征 X 线图像

X 线示右侧第 8、9 后肋骨皮质不规则增厚，如箭所示

滴蜡征用于 X 线平片上描述蜡油样骨病，表现为骨皮质不规则增厚，典型发生在受累骨一侧，因外形像蜡油沿蜡烛流下一般而得名。见图 1.5.10-1～图 1.5.10-3。

【病理基础】

本病病因不明，病理上为骨膜下毛细血管扩张所致的骨膜发育异常。骨骼发生进行性骨膜或骨内膜的骨质增生，呈纵形条纹状排列，硬化为病变部成骨细胞活动增加及破骨细胞活动减弱所致。病骨哈弗氏管扭曲、变形，骨小梁及骨髓为纤维组织所代替。骨干上新骨堆积，轮廓变形但极少见膨胀现象，病骨不发生恶性变或病理骨折。骨质变化随着儿童的生长逐渐趋于明显。

【鉴别诊断】

滴蜡征是蜡油状骨病的特征性征象。

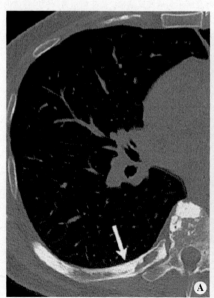
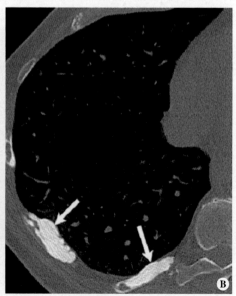

图 1.5.10-2 滴蜡征 CT 图像

第 8 胸椎及第 8 后肋骨（A 图）及第 9 后肋骨（B 图）骨皮质明显不规则增厚

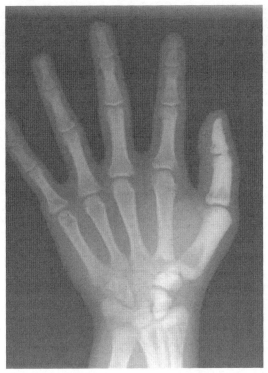

图 1.5.10-3　滴蜡征 X 线图像

示第一掌骨、指骨、桡骨及多发腕骨偏侧性骨皮质增厚改变，似蜡油流过样

1.5.11　股骨切迹征

【英文】　Femoral Notch Sign

股骨切迹征（又称股骨深凹征）见于膝关节前交叉韧带破裂患者 X 线侧位平片、CT及 MR 矢状位图像，表现为在前交叉韧带破裂患者影像图像上，于股骨髁前方可见一宽而深的凹陷切迹，深度常常大于 2 mm。股骨切迹征诊断前交叉韧带破裂特异性较高，但是敏感性交低，没有出现股骨切迹征，亦不能排除前交叉韧带破裂。见图 1.5.11。

【病理基础】

正常股骨下端股骨髁和股骨髌关节面间有一小切迹，表面光滑，深度约 1.5 mm，在膝关节外伤发生前交叉韧带破裂，膝关节常常发生轻度屈曲和外翻以缓冲外力对膝关节的作用，在这一过程中，与胫骨平台相对应的股骨髁向前、外侧移位。而在股骨髁复位过程中，股骨髁与其后方胫骨平台髁间棘发生碰撞，使得股骨髁发生凹陷型骨折，其表面软骨向内嵌顿，形成一个宽而深的股骨切迹。

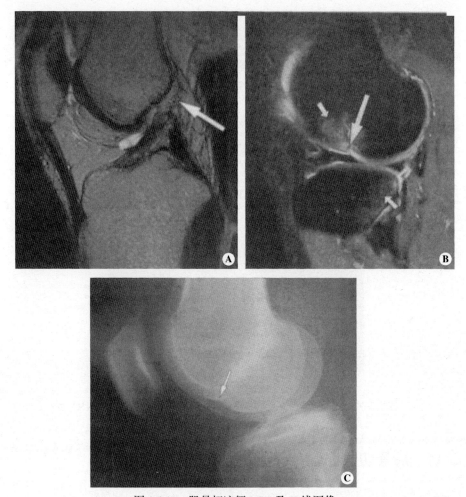

图 1.5.11 股骨切迹征 MRI 及 X 线图像

图 A：MR 矢状位 T2WI 示前交叉韧带完全破裂（箭）；图 B：MR 矢状位 STIR 图像可见深而不规则的股骨切迹（长箭），以及股骨及胫骨的骨挫伤（短箭）；图 C：膝关节 X 线侧位片示股骨切迹征，表现为一个宽、深、不规则的股骨切迹（箭）

参 考 文 献

Cobby MJ，Schweitzer ME，Rcsnick D.1992. The deep lateral femoral suicus notch：an indirect sign of a torn anterior cruciate ligament. Radiology，184（3）：855-858.

Delzell PB，Schils JP，Recht MP. 1996. Subtle fractures about the knee：Innoeuous-appearing yet indicative of significant intemal derangement. AJR Am J Roentgenol，167（3）：699-703.

1.5.12 髁间窝碎片征

【英文】 Fragment in Notch Sign

发生半月板桶柄状撕裂的患者，行 MR 检查可见撕裂的半月板碎片移位到股骨髁间窝内称之为髁间窝碎片征。见图 1.5.12-1～图 1.5.12-3。

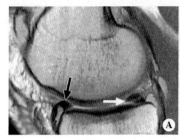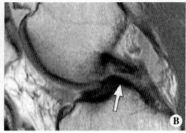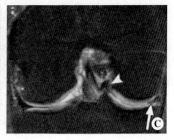

图 1.5.12-1 髁间窝碎片征 MR 图像

图 A：矢状位示半月板后角撕裂及双半月板前角；图 B：矢状位示大块的碎片位于髁间窝；图 C：冠状位脂肪抑制序列显示髁间窝的碎片及半月板体部的撕裂；关节镜检查发现半月板的桶柄状撕裂

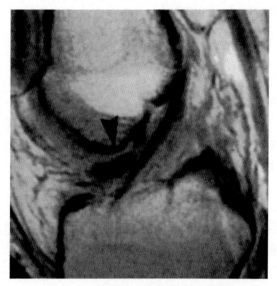

图 1.5.12-2 髁间窝碎片征 MR 图像

图示半月板桶柄状撕裂，碎片位于髁间窝内，矢状位可见低信号的半月板碎片位于髁间窝内

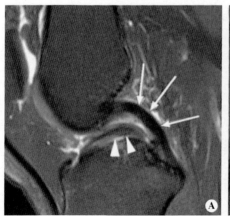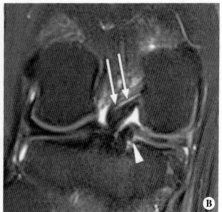

图 1.5.12-3 髁间窝碎片征 MR 图像

图 A：半月板桶柄状撕裂，MR 质子密度加权成像表现为双后交叉韧带征，箭头示半月板碎片，长箭示后交叉韧带；图 B：冠状位质子密度加权成像示半月板撕裂的部分位于髁间窝内，临近后交叉韧带，撕裂的部分仍然附着在残留的半月板后角上

参 考 文 献

Bruno CVB et al.2005. Meniscal Tears with Fragments Displaced in Notch and Recesses of Knee：MR Imaging with Arthroscopic Comparison. Radiology，234（3）：842-850.

Douglas HW et al.1995. Bucket-handle tears of the medial and lateral menisci of the knee：value of MR imaging in detecting displaced fragments. AJR，65（3）：621-625.

Wei YL et al.2012. Clinics in diagnostic imaging. Singapore Med J，53（4）：283.

1.5.13　猎人拇指（也称滑雪指、守门员指）

【英文】　Gamekeeper's Thumb

是指尺侧副韧带撕裂伴或不伴相应拇指韧带附着点撕脱性骨折。见图 1.5.13-1～图 1.5.13-3。

【病理基础】

此征象见于猎人，其拇指由于压力导致慢性损伤，尺侧副韧带撕脱周围水肿，伴有附着点撕脱骨折及关节积液。也见于滑雪爱好者，当其下降时，拇指对抗滑雪杖。这种对抗滑雪杖的反作用力使拇指外展，导致韧带撕裂或撕脱。

【鉴别诊断】

需要与 Stener 病鉴别。当尺侧副韧带两端被近端内收肌腱拉扯分离，位于内收肌腱表面，尺侧副韧带收缩卷曲成圆团状改变即为 Stener 病。Stener 病必须手术处理。

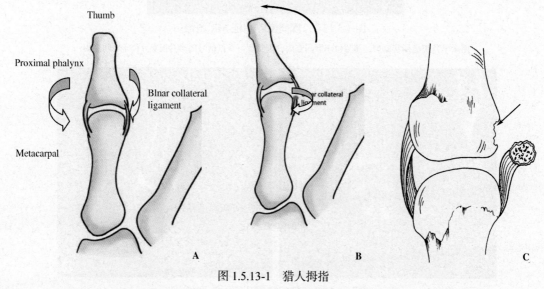

图 1.5.13-1　猎人拇指

图 A 示第 1 近节指骨尺侧副韧带（箭示）；图 B 示尺侧副韧带撕裂情况；图 C 示第一近节指骨撕脱骨折

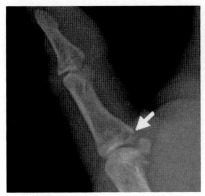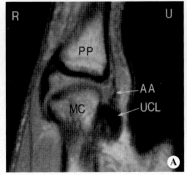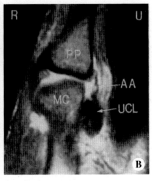

图 1.5.13-2　猎人拇指 X 线图像

图示第 1 近节指骨基底部、尺侧副韧带附着点可见撕脱性骨折改变，其周边撕脱骨块（箭）

图 1.5.13-3　猎人拇指 X 线图像

图 A、图 B：斜冠状 T1 加权示尺侧副韧带（UCL）撕裂回缩、折叠于近端掌骨小头表面，关节腔可见积液

1.5.14　小圆面包征（汉堡包征）

【英文】　Hamburger Bun

横断 CT 上椎小关节突及关节间隙形似汉堡包，上关节突形成肉馅饼顶部半圆形小圆面包，下关节突形成下方小圆面包，称汉堡包征。见图 1.5.14-1～图 1.5.14-2。

【病理基础】

正常情况下，整个脊柱小关节面表现为对称，上关节突叠瓦状重叠在下关节突上，类似于汉堡包的两侧。当脊柱后突、椎体向前半脱位、双侧椎小关节脱位或关节交锁等可出现关节面裸露及反转汉堡包征。

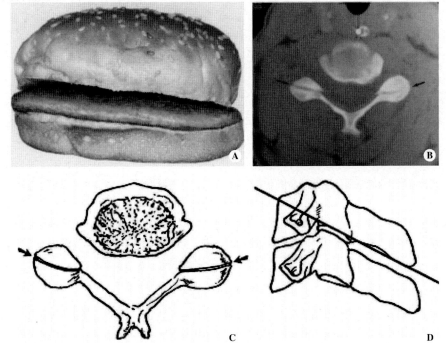

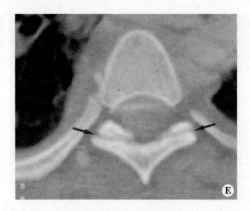

图 1.5.14-1 汉堡包征

图 A：汉堡包；图 B：正常颈椎小关节与汉堡包相似（箭）；图 C：为图 B 的简图；图 D：显示图 B 的扫描平面；图 E：胸椎小关节，同样可见汉堡包征（箭）

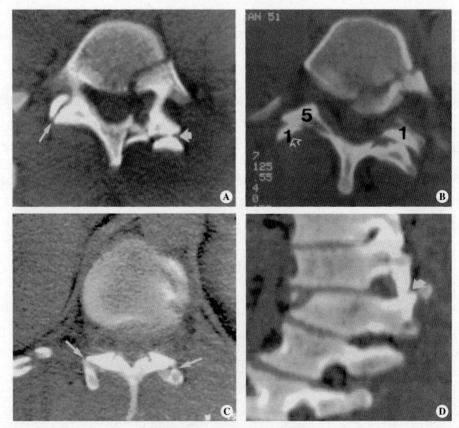

图 1.5.14-2 汉堡包征 CT 图像

图示胸、腰椎小关节绞锁，图 A：L5-S1 左侧椎小关节交锁，提示"反转汉堡包征"（宽箭），右侧正常汉堡包征（窄箭）；
图 B：单侧腰骶椎小关节交锁，显示反转汉堡包征和右侧关节面裸露，左侧关节面增宽；图 C：双侧胸椎小关节交锁（箭）；
图 D：矢状重建显示交锁部位

参 考 文 献

Braakman R，Vinkin PJ. 1967. Unilateral facet interlocking in the lower cervical spine. J Bone Joint Surg，

49（2）：249-257.

Clark WM, Gehweiler JA Jr, Laib R. 1979. Twelve significant signs of cervical spine trauma. Skeletal Radiol, 3：201-205.

Daffner RH. 1996. Imaging of Vertebral Trauma, 2nd ed. Philadelphia：Lippincott-Raven. 143-198.

Pathria M. Physical injury：spine. In：Resnick D, ed. Diagnosis of Bone and Joint Disorders, 3rd edn. Philadelphia：WB Saunders Company, 1995：2859-2866.

1.5.15 狮面征

【英文】 Leontiasis Ossea

狮面征常常见于骨纤维发育不良儿童患者，表现为面颅骨（颧骨、上颌骨、犁骨、筛骨等）单侧或双侧局限性膨隆、肥大，患者正常面部轮廓消失，表现为狮面类似的面颅骨轮廓。见图 1.5.15-1～图 1.5.15-3。

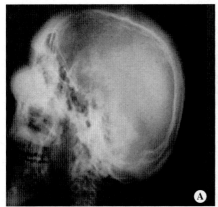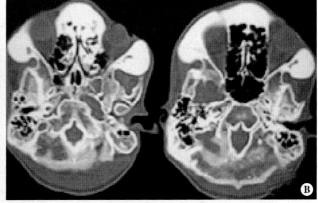

图 1.5.15-1　狮面征 X 线及 CT 图像

骨纤维发育不良患者：图 A：X 线平片侧位片示额骨、鼻骨增厚、膨隆；图 B：CT 轴位图像示颅骨弥漫性增厚

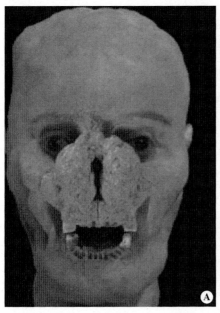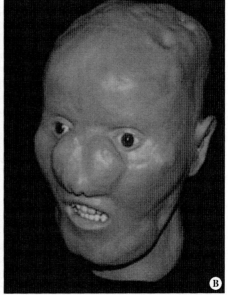

图 1.5.15-2　狮面征

在 CT 三维图像下骨纤维发育不良患者面颅骨膨隆畸形显示更为清楚

【病理基础】

狮面征常常见于骨纤维发育不良儿童患者，由于骨基质发育不良，骨骼局部过度生长，面颅骨板障及内、外骨板增厚、肥大，向颅内、外局限性膨隆，形成狮面征。

【鉴别诊断】

狮面征有时需要和其他表现为面颅骨局限性膨隆疾病相鉴别，如颅底脑膜膨出，眶部及上颌骨区域肿瘤性病变等。

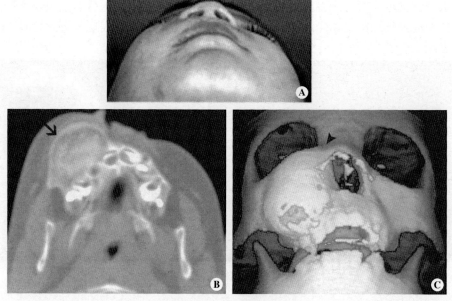

图 1.5.15-3 狮面征

骨纤维发育不良患者，5 岁，图 A 为仰视照片可见右侧上颌部局限性膨隆；图 B 为 CT 轴位图像示病变累及右侧上颌骨，右侧上颌骨局限性肥厚、膨隆；图 C 为面颅骨三维重建图像，可以清楚显示右侧上颌骨局限性膨隆

参 考 文 献

Gayta'n E, Mansilla-Lory J, Leboreiro I, et al.2009. Facial reconstruction of a pathological case. Forensic Sci Med Pathol, 5（2）: 95-99.

Khanna G, Sato Y, Smith RH, et al.2006. Causes of facial swelling in pediatric patients: correlation of clinical and radiologic findings. Radio Graphics, 26（1）: 157-171.

Ling Zh, Li Y, Bian WJ, et al. 2009. Severe uremic leontiasis ossea ameliorated by total Parathyroidectomy. Kidney International, 264（76）: 1118.

1.5.16 魔角现象

【英文】 Magic Angle Phenomenon

在正常情况下，水分子与肌腱的胶原纤维在偶极-偶极效应的作用下，具有很短的 T2 时间，此时在图像上表现为无信号。当肌腱与主磁场夹角在 54.74°（常用约 55°）时，偶极效应消失，使 T2 时间延长了一倍。当肌腱或关节软骨轴线与主磁场轴约成 55°角时，与其他角度的成像结果相比，肌腱或关节软骨则呈更高信号，称魔角现象。见图 1.5.16。

【病理基础】

由于肌腱及软骨组织各层中胶原纤维排列的方向不同，造成水质子的双极反应强度不同，因此，磁共振成像时，关节软骨各层的 T2 弛豫时间也就不同，软骨图像出现分层信号表现。当成像角度适当时（约 55°角），即出现磁共振"魔角效应"现象。

【鉴别诊断】

在临床实践中，区分正常的组织产生魔角现象所致的信号改变及退行性改变和撕裂所致的信号异常非常重要。建议重新摆放病人的体位来避免魔角现象的发生，或者选择合适的 TE 来做 T1WI 及 PDWI 来避免假阳性误诊。结合其他角度成像，特别适用于显示跟腱部分断裂。

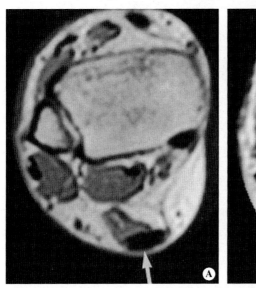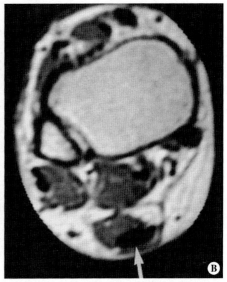

图 1.5.16　魔角现象 MR 图像

健康志愿者 MR 轴位像（相同部位，不同 TE 时间）：图 A：SE 序列，短 TE（2000/12）PDWI 像，肌腱方向与主磁场方向平行；图 B：SE 序列，长 TE（2000/40）PDWI 像，肌腱方向与主磁场方向夹角为 55°角。箭所示为跟腱

参 考 文 献

Erickson SJ，Cox IH，Hyde JS，et al. 1991. Effect of tendon orientation on MR imaging signal intensity：a manifestation of the "magic angle" phenomenon.Radiology，181（2）：389-392.

Erickson SJ，Prost RW，Timins ME. 1993.The "magic angle" effect background physics and clinical relevance.Radiology，188（1）：23-25.

Fullerton GD，Cameron IL，Ord VA. 1985. Orientation of tendons in the magnetic field and its effect on T2 relaxation times. Radiology，155（2）：433-435.

1.5.17　薄饼样椎体

【英文】　Pancake Vertebra

薄饼样椎体是指椎体变扁，又称脊椎扁平征或硬币征、银元征。是因椎体压缩引起。

见图 1.5.17-1~图 1.5.17-4。

【病理基础】

椎体创伤、嗜酸性肉芽肿引起的病理性骨折、骨发育不全、肿瘤（转移、骨髓瘤、淋巴瘤）、感染、类固醇药物、血管瘤都可以使椎体变扁、变薄。

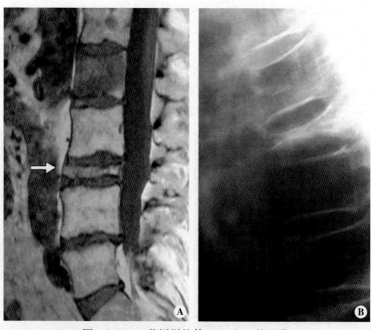

图 1.5.17-1　薄饼样椎体 MR 及 X 线图像

图 A：骨髓瘤患者，其腰椎矢状位 MRI T1WI 显示 L3 椎体严重受压变扁（箭）；图 B：类固醇药物治疗哮喘的患者，其侧位胸椎 X 片显示 T6 椎体变扁

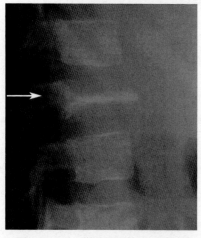

图 1.5.17-2　薄饼样椎体 X 线图像

5 岁女孩，郎格罕细胞组织细胞增生症患者侧位片 L2 见扁平椎

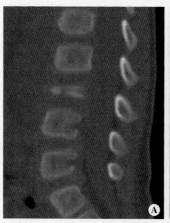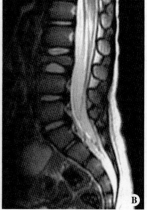

图 1.5.17-3　薄饼样椎体 CT 及 MR 图像

图 A、B：18 月大的男孩嗜酸性肉芽肿患者，L3 椎体 CT 矢状面二维重建和 MR 矢状面 T2 像可见扁平椎

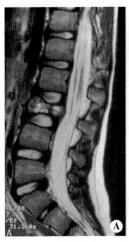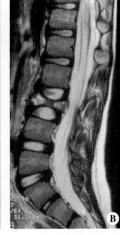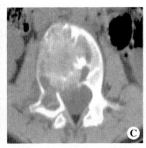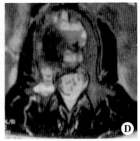

图 1.5.17-4 薄饼样椎体 MR 及 CT 图像

男性 20 岁动脉瘤样骨囊肿，图 A 和图 B 矢状面 T2 加权 MR 图像示 L-3 椎体扁平椎；图 C：CT 轴扫示多房囊性改变，图 D：MR 轴位扫描 T2 加权像可见液-液平面

参 考 文 献

Roche C，O'keeffe DP，Lee WK，et al. 2002. Selections from the buffet of food signs in radiology. Radio Graphics，22（6）：1369-1384.

1.5.18 反汉堡包征

【英文】 Reverse Hamburger Bun Sign

当椎小关节脱位时，上关节突在后，下关节突在前，关节面游离，CT 轴位形成"反汉堡包征"。CT 矢状位重建图像可清晰显示椎小关节的脱位征象。椎体的侧位片可显示上位椎体向前滑脱。见图 1.5.18。

【病理基础】

椎小关节脱位，导致下位椎体的上关节突与上位椎体的下关节突前后位置颠倒。

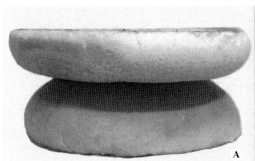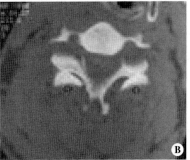

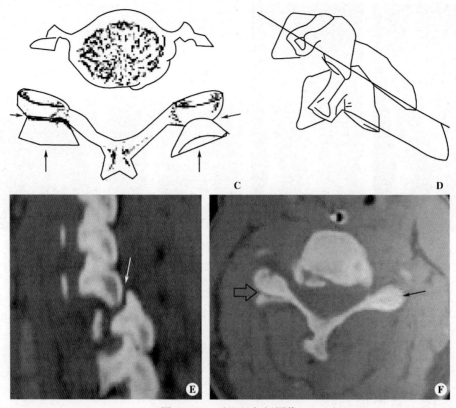

图 1.5.18 反汉堡包征图像

椎小关节脱位和半脱位。图 A：反汉堡包；图 B：双侧颈椎椎小关节脱位，类似于反汉堡包征，箭所示游离关节面；图 C：为图 B 的示意图；图 D：为图 B 扫描平面示意图。图 E：同一患者矢状面重建显示椎小关节脱位（箭）；图 F：右侧单侧椎小关节脱位，右侧为反汉堡包征（空箭），棘突向右旋转，左侧为正常汉堡包征（实箭）

参 考 文 献

Daffner SD, Daffner RH. 2002. Computed tomography diagnosis of facet dislocations：the "hamburger bun" and "revrse hamburger bun" signs. Emergency Medicine，23（4）：387-394.

1.5.19 Romanus 病灶

【英文】 Romanus Lesions

发生在椎体终板前缘（椎体前角）的椎体炎，即 Romanus 病灶，又称侵蚀性骨炎，在 T1WI 上表现通常为低信号，STIR 序列、造影剂增强+脂肪抑制序列上呈高信号，为血清阴性脊柱关节病（spondyloarthropathies，SPA）椎体炎的特征性表现，代表炎症所致的椎体炎或骨髓水肿。好发于胸椎和胸腰结合部。见图 1.5.19-1～图 1.5.19-2。

【病理基础】

SPA 脊柱炎性病变的 MRI 表现包括：①椎体炎为前、后纵韧带在椎体和间盘附着处炎症，发生于椎体四角中的一角或多角，发生于前角病灶又称为 Romanus 病灶。②椎间盘炎。③脊椎关节炎。④韧带/滑囊炎（骨赘）。在病理上，椎体急性炎症为伴或不伴侵蚀改变的骨髓水肿，在 T1WI 上呈低或略低信号，T2WI 和 STIR 上呈高信号，静脉注射对比剂后相应区域明显强化。

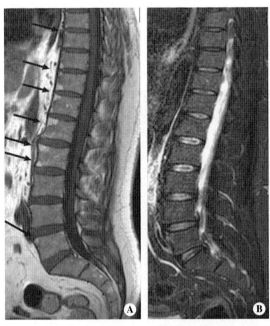

图 1.5.19-1　Romanus 病灶 MR 图像

腰背疼痛的强直性脊柱炎患者，图 A：T1WI 示多个胸椎脂肪沉积 Romanus 病变（黑箭）；图 B：STIR 脂肪抑制，除 L5 外，其余均为慢性 Romanus 病灶

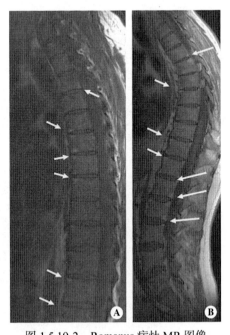

图 1.5.19-2　Romanus 病灶 MR 图像

强直性脊柱炎患者 T1WI 图像。图 A：胸腰椎多个 Romanus 病灶；图 B：另 1 例强直性脊柱炎患者，椎体后角亦见多个 Romanus 病灶

参 考 文 献

黄振国，张雪哲，洪闻，等. 2011. 脊柱关节病脊柱的 MRI 表现. 临床放射学杂，30（12）：1797-1799.

Bennett AN，Rehman A，Hensor EM，et al. 2010. The fatty Romanus lesion：a non-inflammatory spinal MRI lesion specific for axial spondyloarthropathy. Ann Rheum Dis，69（5）：891-894.

Hermann KG，Bollow M. 2004. Magnetic resonance imaging of the axial skeleton in rheumatoid disease . Best Pract Res Clin Rheumatol，18（6）：881-907.

1.5.20　纽扣样死骨征

【英文】　Button Sequestrum Sign

在骨质破坏形成的透光区内可见高密度影，其边界清楚或硬化，即纽扣样死骨征。见图 1.5.20-1～图 1.5.20-6。

【病理基础】

在 CT 上纽扣样死骨征，其低密度透光区为肉芽组织、网状细胞或脓液，而内部的高密度影为死骨。

【鉴别诊断】

纽扣样死骨征常见于嗜酸性肉芽肿，也可见于骨脓肿、骨结核、淋巴瘤、软骨母细胞瘤转移瘤、骨样骨瘤、放射性坏死等，需要结合临床加以鉴别。

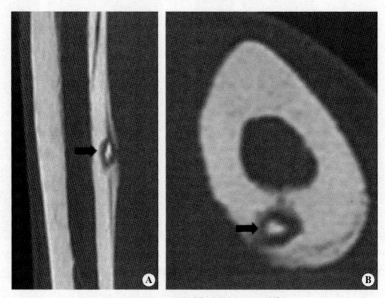

图 1.5.20-1　纽扣样死骨征 CT 图像

右胫骨皮质型 Brodie's 骨脓肿，CT 冠状重建（图 A）和横向扫描（图 B）图像示皮质区可见低密度，中央密集的钙化灶（箭），需要和骨样骨瘤鉴别

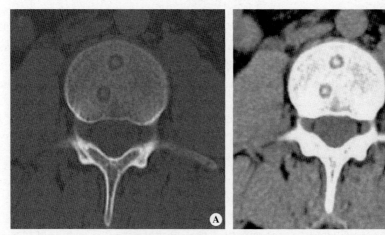

图 1.5.20-2　椎体纽扣样死骨征 CT 图像

26 岁男性，L2 脊柱骨结核，图 A 骨窗和图 B 软组织窗可见纽扣样死骨征，病变中央见高密度死骨，其边缘无硬化

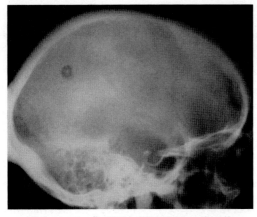

图 1.5.20-3　头颅纽扣样死骨征 X 线图像

26 岁女性，嗜酸性肉芽肿患者头颅侧位片显示右顶骨缺损；
可见"纽扣"死骨征，病变周边无硬化

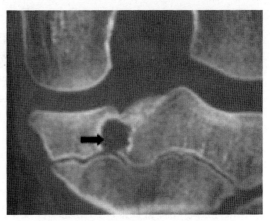

图 1.5.20-4　纽扣样死骨征 X 线图像

右胫骨近侧骨骺端见低密度骨质缺损区，边缘有硬化，中央有
点状高密度影，病理证实为软骨母细胞瘤

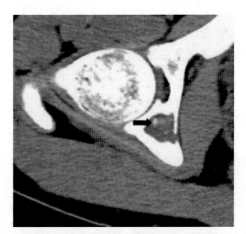

图 1.5.20-5　纽扣样死骨征 CT 图像

嗜酸性肉芽肿患者，右侧坐骨可见纽扣样死骨征

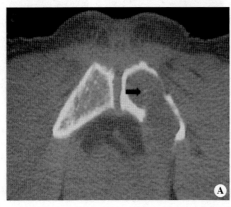

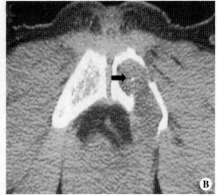

图 1.5.20-6　纽扣样死骨征 CT 图像

嗜酸性肉芽肿患者，左侧耻骨可见纽扣样死骨征，骨质缺损区有高密度影

参 考 文 献

Azouz EM，Saigal G，Rodriguez MM，et al.2005. Langerhans' cell histiocytosis：pathology，imaging and treatment of skeletal involvement. Pediatr Radiol，35（2）：103-115.

Dorland WAN. 2000. Dorland's illustrated medical dictionary.Philadelphia：W B Saunders.

Wells PO. 1956. The button sequestrum of eosinophilic granuloma ofthe skull. Radiology，67（5）：746-747.

1.5.21　脊柱内裂隙征

【英文】　Intravertebral Cleft Sign

椎体压缩性骨折在椎体内出现线性或半月形透亮影。X 线平片表现为位于塌陷椎体的中央或终板下细线状或半月形透光区，CT 呈不规则透光区，MRI 各序列呈低信号。见图 1.5.21。

【病理基础】

椎体压缩骨折继发缺血坏死，形成椎体内裂隙，裂隙内压力下降，出现负压时，溶解在体液内的气体溢出，形成椎体内真空现象。

【鉴别诊断】

椎体内裂隙征虽非特异性表现，仍高度提示合并骨缺血坏死。绝大多数的椎体内真空现象出现在良性病变导致的压缩性骨折，少数见于恶性肿瘤所致病理性骨折。

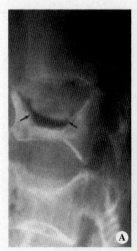 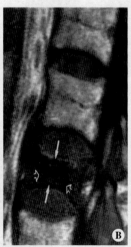 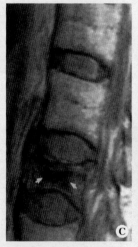 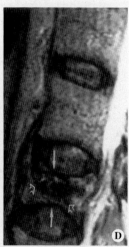

图 1.5.21　裂隙征 X 线及 MR 图像

65 岁 女性 车祸伤致椎体骨折 9 个月后。图 A：胸腰段 X 线侧位片显示塌陷的 L1 椎体内半月形透亮影（箭）；透亮影代表椎体内真空征。图 B：矢状 T1 加权自旋回波像（重复时间/回波时间 320/12）显示 L1 椎体骨髓内异常低信号（实箭），椎体中央呈明显低信号（空箭）；图 C：矢状快速自旋回波序列显示塌陷 L1 椎体内异常低信号（箭）代表椎体内气体聚集；
图 D：矢状快速自旋回波 T2 加权显示塌陷椎体内（实箭）中央低信号强度（空箭），范围与图 A 椎体气体聚集区一致

参 考 文 献

Mirovsky Y，Anekstein Y，shalmon E，et al. 2006. Vacuum cleft of the vertebral bodies.AJNR，26（7）：1634-1640.

Theodorou DJ.2001. The intravertebral vacuum cleft sign. Radiology，221（3）：787-788.

1.5.22 椎间盘真空征

【英文】 Vacuum Phenomenon

在 X 或 CT 片上可见椎间盘内有条带状或圆形空气样低密度影。见图 1.5.22。

【病理基础】

不同原因引起椎间盘退变时，纤维环变性，髓核萎缩，继而纤维环出现裂隙样改变，形成负压空间，周围组织产生的气体（氮气为主，以及少量的 CO_2、O_2），沿着裂隙弥散到负压区空腔里形成条带状或圆形低密度影。

【鉴别诊断】

椎间盘真空现象是提示椎间盘变性的重要指标之一。常见原因有：长时间体力劳动、外伤、结缔组织病、及少见的尿黑酸症，焦磷酸钙结晶沉积症等。

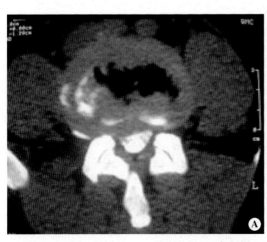
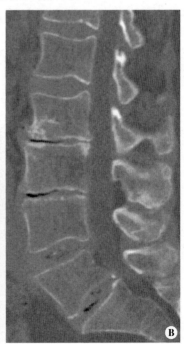

图 1.5.22 真空征 CT 图像

图 A：CT 轴扫示 L4－5 椎间盘真空征；图 B：CT 矢状位重建 L2－3，L3－4， L4－5，和 L5－S1 椎间盘示真空现象

参 考 文 献

Coulier B. 2004. The spectrum of vacuum phenomenon and gas in spine.JBR-BTR，87（1）：9-16.

Jung JY，Lee MH，Ahn JM. 2006. Leakage of polymethylmethacrylate in percutaneous vertebroplasty：comparison of osteoportic vertebral compression fractures with and without an intrvertebral vacuum cleft. J Comput Assist Tomogr，30（3）：501-506.

Morishita K，Kasai Y，Uchida A. 2008. Clinical symptoms of patients with intervertebral vacuum phenomenon.Neurlolgist，14（1）：37-39．

1.6 泌 尿 系 统

1.6.1 抛石样结石

【英文】 Jackstone Calculus

为一种以富含二水草酸钙为特征的泌尿系结石,其体积较大,边缘不规则,不透 X 线,形似古代战争时抛石机投掷的抛石而得名,多见于膀胱,位于上尿路者罕见。见图 1.6.1-1～图 1.6.1-2。

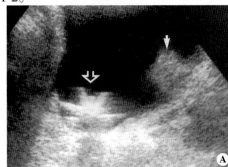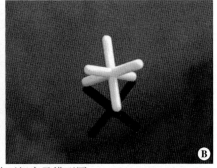

图 1.6.1-1   抛石样结石超声及模型图

图 A:超声检查示右侧膀胱壁内侧见一抛石样结石(空箭),呈多边形、伴后方声影,短箭示前列腺;图 B:抛石结构模型图

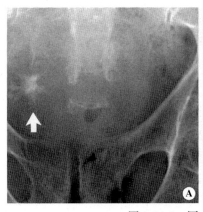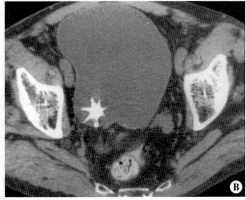

图 1.6.1-2   同一患者的 X 线与 CT 图像

图 A、B:.X 线和 CT 示右侧膀胱内一多角形高密度影,为富含二水草酸钙结石-抛石样结石,后行膀胱镜下结石碎取术治疗

【病理基础】

临床上通常把泌尿系结石分为四大类:含钙结石、感染性结石、尿酸结石和胱氨酸结石。其中 80%以上的结石为含钙结石,主要为草酸钙、磷酸钙。尿酸结石约 10%,胱氨酸结石只占全部泌尿系结石的 1%左右。绝大部分草酸钙结石的主要成分为一水草酸钙结晶,其形态特点为边缘光滑,颜色呈黑褐色,质地硬,不易碎取。抛石样结石的主要成分为二水草酸钙,其形态极不规则,颜色呈黄色,质地较一水草酸钙结石软,可透 X 线,易

于行碎石术治疗。近年，国内外研究表明，高钙、高磷酸盐有利于磷酸钙胶体沉淀并诱导二水草酸钙晶体形成，并限制其转化为一水草酸钙晶体，一水草酸钙结石的形成与草酸钙晶体生长抑制物——枸橼酸的缺乏有关。临床上已有多宗因长期口服枸橼酸铋、硫酸镁等抗溃疡药物而在泌尿系形成抛石样结石的报道。

参 考 文 献

付杰，辛殿旗，殷延林，等. 2000. 一水草酸钙与二水草酸钙结石形成机理的研究.中华泌尿外科杂志，21（1）：51-53.

Perlmutter S，Hsu CT，Villa PA，et al. 2002. Sonography of a human jackstone calculus . J Ultrasound Med，21（9）：1047-1051.

Singh KJ, Tiwari A，Goyal A.2011. Jackstone：a rare entity of vesical calculus. Indian J Urol, 27（4）：543-544.

1.6.2 梨形膀胱

【英文】 Pear Shaped Bladder

因膀胱受到外力挤压时状如梨形而得名。见图 1.6.2。

【病理基础】

原因包括盆腔脂肪增多症，盆腔血肿，盆腔淋巴结肿大，尿液外渗，盆腔积液，盆腔肿块，双侧髂动脉动脉瘤，侧支血管扩张与髂腰肌肌肉肥大。

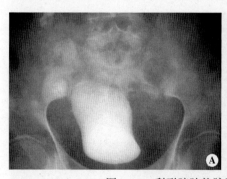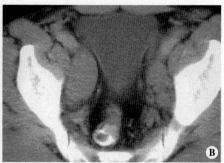

图 1.6.2 梨形膀胱静脉尿路造影及 CT 扫描图像

图 A：前列腺癌患者的静脉尿路造影，因盆腔广泛淋巴结肿大，膀胱表现为梨形；图 B：淋巴瘤患者，盆腔 CT 可见盆腔两侧淋巴结明显增大，压迫膀胱而表现为梨形

参 考 文 献

Triffo WJ, Dyer RB. 2015. The "pear-shaped" bladder. Abdom Imaging, 40(7):2912-2913.

1.6.3 幽灵肾盏

【英文】 Phantom Calyx

幽灵肾盏指在排泄性尿路造影中，由于肿瘤、结石等填塞压迫肾盏或造成肾乳头阻塞，引起造影剂不能充盈肾盏导致肾盏部分或完全不显影。见图1.6.3。

【鉴别诊断】

引起幽灵肾盏的原因很多，包括结核、肿瘤、结石、缺血、创伤、先天性异常等，需要结合临床及相关检查进行仔细的鉴别诊断。

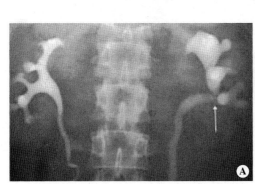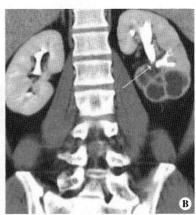

图1.6.3　典型幽灵肾盏排泄性尿路造影及增强CT冠状位重建图像

图A：肾结核患者排泄性尿路造影时左肾下盏不显影（幽灵肾盏，箭）；图B：增强CT冠状位重建显示左肾下极多个肾小盏的不均匀扩张以及漏斗样狭窄（箭）

参 考 文 献

Brennan RE，Pollack HM.1979. Nonvisualized（"phantom"）renal calyx：causes and radiological approach to diagnosis. Urol Radiol，1（1）：17-23.

Kollins SA，Hartman GW，Carr DT，et al. 1974. Roentgenographic findings in urinary tract tuberculosis. A 10 year review. Am J Roentgenol Radium Ther Nucl Med，121（3）：487-499.

1.6.4　肾自截、油灰肾

【英文】　Putty Kidney

肾结核病灶内大量钙盐沉积，致使整个肾脏广泛钙化。其声像图特点为肾脏不同程度的破坏，甚至钙化，当肾功能完全丧失，临床称为肾自截或油灰肾。见图1.6.4。

【病理基础】

肾自截为肾结核终末期病变，是泌尿系结核的一种特殊病理类型，较少见。由于此时输尿管结核侵蚀、完全阻塞，结核杆菌不能随尿液流入膀胱；所以膀胱内的继发结核病变反而好转和愈合，症状消失。

大体表现为肾脏萎缩、钙化、功能丧失，其切面呈灰白色。X平片上呈缩小的蚕豆样高密度影。CT 在平肾门水平可见花瓣状或弯曲充盈肠腔样钙化，超声检查表现为强回声弧型光带伴后方声影。

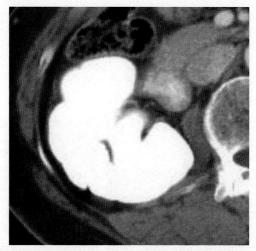

图 1.6.4 右侧肾脏广泛钙化（肾自截）CT 平扫图像

参 考 文 献

Gibson MS，Puckett ML，Shelly ME. 2004. Renal tuberculosis.Radiographics，24（1）：251-256.

Wang LJ，Wong YC，Chen CJ，et al.1997. CT features of genitourinary tuberculosis. J Comput Assist Tomogr，21（2）：254-258.

Yoon Young Jung，Jeong Kon Kim，Kyoung-Sik.2005. Genitourinary tuberculosis：comprehensive cross-section-nal imaging. AJR，184（1）：143-150.

1.6.5 轮缘征（输尿管结石）

【英文】 Rim Sign of Ureteric Calculi

输尿管结石嵌顿引起相邻输尿管壁的水肿，CT 扫描时输尿管结石周围可见软组织密度影环绕，即软组织轮缘征，此征是诊断输尿管结石较可靠的征象，具有较高的诊断价值。见图 1.6.5-1～图 1.6.5-4。

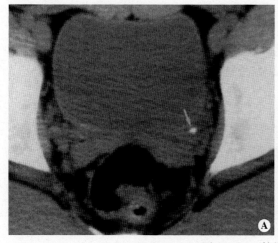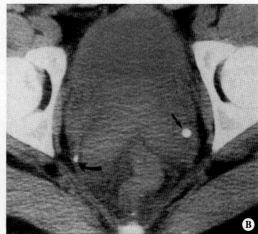

图 1.6.5-1 轮缘征 CT 图像

图 A：左侧输尿管下段结石；图 B：双侧输尿管下段结石周围环绕的软组织密度影即为轮缘征

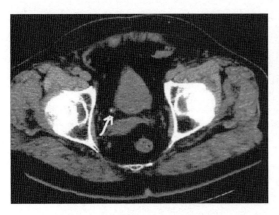

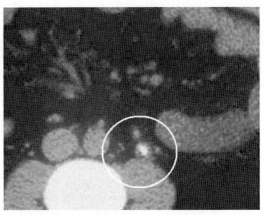

图 1.6.5-2　CT 平扫显示右侧输尿管下段可见高密度结石，周围环绕软组织密度的增厚、水肿输尿管壁（箭），形成软组织边缘征

图 1.6.5-3　CT 扫描示输尿管壁水肿，包绕输尿管内结石

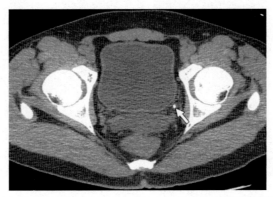

图 1.6.5-4　44 岁男性患者急起左下腹疼痛行 CT 扫描，显示左侧输尿管下段结石（箭），周边环绕软组织密度的水肿输尿管壁

【鉴别诊断】

鉴别诊断主要是输尿管下端结石注意与盆腔静脉石及其他性质的钙化灶鉴别。

参 考 文 献

Jeong-Ah Ryu，Bohyun Kim.Unenhanced spiral CT in acute ureteral colic：a replacement for excretory urography? Korean J Radiol，2（1）：14-20.

Kawashima A, Sandler CM, Boridy IC, et al. 1997. Unenhanced helical CT of ureterolithiasis: value of the tissue rim sign. AJR Am J Roentgenol, 168(4):997-1000.

Monika Sharma，Anjali Agrawal. 2008. Pictorial essay：CT scan of appendicitis and its mimics causing right lower quadrant pain. Indian J Radiol Imaging，18（1）：80-89.

1.6.6　乙状肾

【英文】　Sigmoid Kidney

乙状肾见于交叉性肾脏异位伴融合患者，在行静脉肾盂造影、CT 或 MRI 检查时，表现为双侧肾脏位于一侧，且融合在一起，呈"乙"字状，或"C""S"形。见图1.6.6-1～图1.6.6-2。

【病理基础】

肾、输尿管发育始于胚胎期5～12周，由后肾形成生肾组织及输尿管芽分别发育为双侧肾皮质组织、输尿管及集合系统，在胚胎发育时期，生肾组织发育出现障碍，一侧肾脏异位至对侧，双肾肾皮质融合，而双侧集合系统、肾盂、肾盏及输尿管分别单独存在，形成乙状肾。

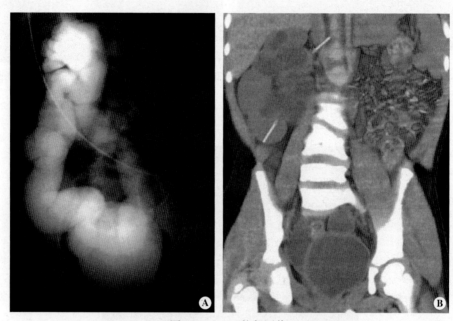

图1.6.6-1 乙状肾图像

图A：左图为静脉肾盂造影图像；图B：CT重建冠状位图像，可见肾脏在脊柱右侧，左侧肾囊区域未见肾脏，可见从右侧肾脏发出两套独立的肾盂、肾盏及输尿管系统，并可见肾盂、肾盏、输尿管扩张、积液

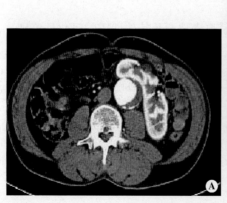
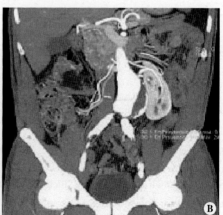

图1.6.6-2 乙状肾伴主动脉瘤CT图像

图A：轴位CT增强图像；图B：CT增强扫描冠状位重建图像。可见双侧肾脏肾皮质融合，位于左侧肾脏区域

参 考 文 献

Abad JFB，Vargas LR，Eizaguirre ET，et al.2010. Association of crossed renal ectopla and aortic aneurism. Case report. Arch Esp Urol，63（9）：811-816.

Ahmad R.2007. A rare association of crossed fused renal ectopia. BMC Nephrology，8：5-9.

Al Mugeiren MA. 1997. Association of multicystic dysplasia and crossed nonfused renal ectopia：a case report. Saudi Kidney Dis Transplant，8（2）：148-151.

González GA，Fernández-Miranda CDC，Rodriguez LR，et al. 2010. Crossed fused renal ectopla with massive vesicoureteral reflux. Arch Esp Urol，63（7）：563-564.

Jayant Narang RSN. 2011. Sigmoid kidney associated with double urethra. Indian J Surg，73（1）：61-62.

1.6.7　斑点肾图征

【英文】　Spotted Nephrogram

　　在 CT、MRI、血管造影检查时，增强的肾脏实质内出现斑点状无强化区，该征象是由于肾脏小血管阻塞形成的，常见于小血管炎、硬皮病等。见图 1.6.7。

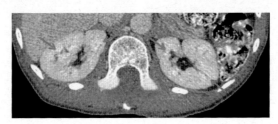

图 1.6.7　斑点肾图征 CT 图像

参 考 文 献

Winograd J，Schimmel DH，Palubinskas AJ. 1976. The spotted nephrogram of renal scleroderma.AJR Am J Roentgenol，126（4）：734-738.

1.6.8　条纹肾

【英文】　Striated Nephrogram

　　条纹肾见于 CT 尿路造影，表现为单侧或双侧从肾髓质到皮质的条带状造影剂显影。为造影剂在水肿的肾小管内淤积所致，随时间而衰减。见图 1.6.8-1～图 1.6.8-3。

【鉴别诊断】

　　条纹肾可见于急性肾盂肾炎、急性尿路梗阻、急性肾静脉血栓、急性肾挫伤或放射性肾损伤等多种肾脏疾病。

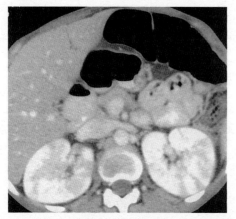

图 1.6.8-1 32 岁双侧急性肾盂肾炎女性患者,增强CT 扫描显示双肾可见片状、条纹状增强

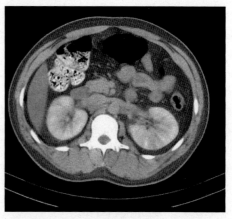

图 1.6.8-2 急性肾盂肾炎患者增强 CT 扫描,示双侧条纹肾

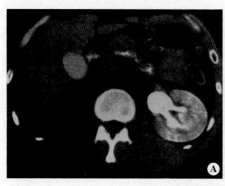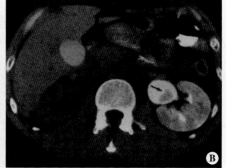

图 1.6.8-3 输尿管梗阻造成的条纹肾 CT 图像

图 A:尿路造影数小时后 CT 扫描显示左侧肾盂肾盏中等扩张,左肾仍呈"条纹肾",胆囊内亦有造影剂;图 B:CT 扫描显示左侧肾盂内有一血栓(箭),该血栓可能是梗阻的原因,并导致"条纹肾"

参 考 文 献

Saunders HS,Dyer RB,Shifrin RY,et al.1995. The CT nephrogram:implications for evaluation of urinary tract disease. Radiographics,15(5):1069-1085.

Urban BA,Fishman EK.2000. Tailored helical CT evaluation of acute abdomen. Radiographics,20(5):725-749.

2 X线征象

2.1 头颈部

2.1.1 血管细绳征

【英文】 Angiographic String Sign

血管细绳征常见于动脉粥样硬化所致的颈内动脉起始端管腔狭窄或闭塞。颈内动脉血管造影时，起始端狭窄表现为起始端远侧较长距离的管腔变窄，呈弯曲细线状；闭塞表现为闭塞血管周围的侧支循环形成，其两端分别与闭塞血管的近远端相吻合，即血管细绳征。见图2.1.1-1～图2.1.1-2。

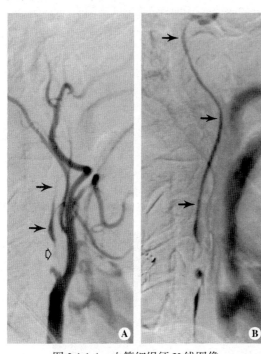

图 2.1.1-1　血管细绳征 X 线图像

64岁男性短暂脑缺血发作3天的血管造影侧位片，造影剂从左侧颈总动脉注入。图A：动脉早期显示颈内动脉起始端狭窄约99%（空箭），颈内动脉狭窄处远端可见较长距离线样造影剂显示；图B：动脉晚期显示颈内动脉内填充造影剂伴极度缓慢血流所致的分层现象。术中发现颈内动脉狭窄段远侧管径正常

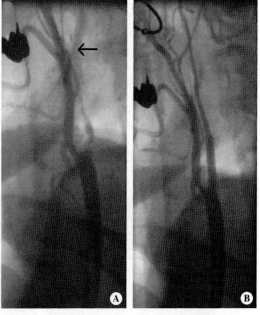

图 2.1.1-2　血管细绳征 X 线图像

图A：颈动脉血管造影（细绳征）显示颈内动脉远端少量造影剂填充（箭），导丝通过狭窄段显示狭窄后血管变细；图B：支架植入后的血管造影

【病理基础】

动脉粥样斑块导致颈内动脉起始端管腔狭窄或闭塞，前者由于斑块远端血管压力降低导致管腔塌陷和造影剂与血液分层，管腔呈细线状或弯曲状变窄，后者为闭塞后新生血管生成并形成侧支循环。

【鉴别诊断】

血管细绳征主要见于动脉粥样硬化所致的颈内动脉狭窄或闭塞，但颈动脉夹层动脉瘤、放射后狭窄、颞骨岩锥炎症、动脉痉挛或内膜下注射导致的血管管腔狭窄及动脉闭塞后部分再通均可出现血管细绳征。其病因、临床表现及影像学表现各具特征性，鉴别诊断不难。

参 考 文 献

Desai ND, Cohen EA, Naylor CD, et al. 2004. Radial artery patency study investigators. A randomized comparison of radial-artery and saphenous-vein coronary bypass grafts. N Engl J Med, 351 (22): 2302-2309.

Fredericks RK, Thomas TD, Lefkowitz DS, et al. 1990. Implications of the angiographic string sign in carotid atherosclerosis. Stroke, 21 (3): 476-479.

Pappas JN. 2002. The angiographic string sign. Radiology, 222 (1): 237-238.

Spacek M, Martinkovicova L, Zimolova P, et al. 2012. Mid-term outcomes of carotid artery stenting in patients with angiographic string sign. Catheter Cardiovasc Interv, 79 (1): 174-179.

2.1.2 敲打铜颅征

【英文】 Copper Beaten Skull

X 线表现为颅骨较多指状压迹，类似敲打的铜锣。CT 表现为颅骨内板凹凸不平，局部颅骨变薄。见图 2.1.2-1～图 2.1.2-2。

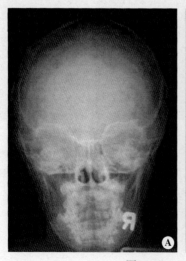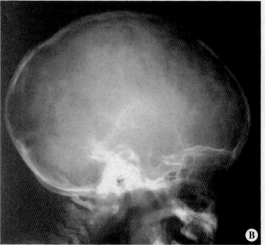

图 2.1.2-1 敲打铜颅征 X 线正侧位图像

X 线平片示颅骨较多指状压迹（图 A、B）

【病理基础】

见于颅内压增高，如颅缝早闭，梗阻性脑积水，颅内占位，颅内感染等。

【鉴别诊断】

应与颅骨发育变异相鉴别。

参 考 文 献

Agrawal D, Steinbok P, Cochrane DD. 2007. Significance of beaten copper appearance on skull radiographs in children with isolated sagittal synostosis. Childs Nerv Syst, 23 （12）: 1467-1470.

Rühli FJ, Nicklisch N, ALT KW. 2007. A historical case of beaten-copper cranium. J Neurosurg, 106(1 suppl): 71-73.

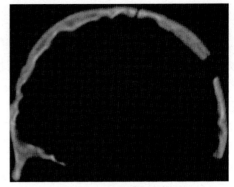

图 2.1.2-2　敲打铜颅征 CT 图像

CT 冠状位示板障局部变薄，内板凹凸不平，内外板厚度正常

2.1.3 竖发征

【英文】　Hair on End Sign

竖发征见于地中海贫血和先天性溶血性贫血患者，在头颅侧位片上出现板障增厚伴有许多贯穿于整个颅骨壁并与外板相互垂直的放射针状骨小梁，酷似竖立的毛发。见图 2.1.3-1～图 2.1.3-2。

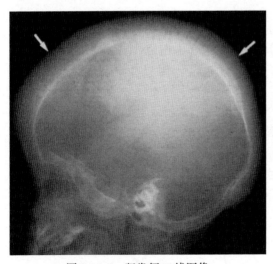

图 2.1.3-1　竖发征 X 线图像

图示地中海贫血患儿头颅侧位片，可见增厚的板障和垂直于颅骨外板的放射状骨针呈"竖发征"

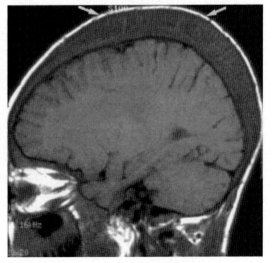

图 2.1.3-2　竖发征 MR 图像

图示链状细胞贫血患儿矢状位 T1WI 相（TR/TE550/20mesc），可见增厚的板障，以及低信号骨小梁和高信号骨髓交替分布

【病理基础】

贫血会导致红骨髓过度增生，出现颅骨板障增宽，骨皮质变薄，骨小梁部分吸收，残余骨小梁增粗，残余骨小梁和破坏区交替存在并垂直于颅骨外板就产生了类似头发竖起的"竖发征"。

【鉴别诊断】

竖发征主要见于地中海贫血和先天性溶血性贫血患者的颅骨中，也可见于镰状细胞病或遗传性球形细胞病，同时还需注意和颅骨血管瘤相鉴别。

参 考 文 献

Fernandez M，Slovis TL，Whitten-Shurney W. 1995. Maxillary sinus marrow hyperplasia in sickle cell anemia. Pediatr Radiol；25（Suppl 1）：209-211.

Murphy KJ. 1997. Skull abnormalities on MR of children with sickle celldisease（letter）. AJNR Am J Neuroradiol，18（3）：596.

Sebes JI，Diggs LW. 1979. Radiographic changes of the skull in sickle cellanemia. AJR Am J Roentgenol，132（3）：373-377.

Williams AO，Lagundoye SB，Johnson CL. 1975. Lamellation of the diploein the skulls of patients with sickle cell anaemia. Arch Dis Child，50（12）：948-952.

2.1.4 J 形蝶鞍

【英文】 J-shaped Sella

J 形蝶鞍是指蝶鞍的中前部结构如交叉沟槽、鞍结节和中床突下陷，引起蝶鞍扩大，形似"J"形而得名，既可见于正常小儿，也可见于鞍内或鞍区占位性病变。见图 2.1.4-1～图 2.1.4-3。

【病理基础】

蝶鞍最常见的正常形态为椭圆形、圆形和扁圆形。婴幼儿可呈"J"形，少数因床突间韧带钙化而呈桥形蝶鞍。鞍内及鞍区占位病变，颅内压增高导致交叉沟、鞍结节和中床突下陷，蝶鞍扩大及颅骨发育异常，均可引起蝶鞍扩大变形，形成 J 形蝶鞍。

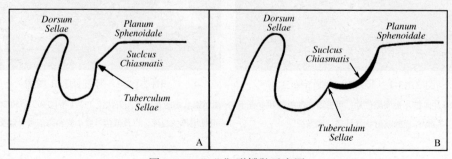

图 2.1.4-1 "J"形蝶鞍示意图

图 A：为正常蝶鞍形态；图 B：为 J 形蝶鞍，交叉沟槽、鞍结节和中床突下陷，蝶鞍扩大

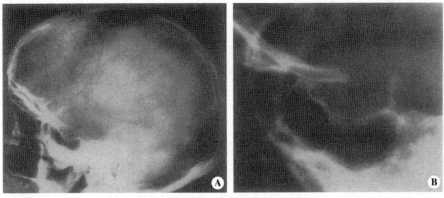

图 2.1.4-2 "J" 形蝶鞍 X 线图像

图 A 为头颅侧位 X 线片，显示 J 形蝶鞍；图 B 为局部放大图，示蝶鞍扩大

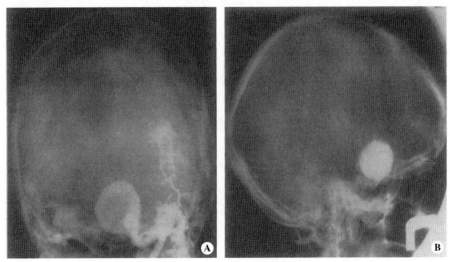

图 2.1.4-3 "J" 形蝶鞍 X 线图像

颈内动脉造影，正位（图 A）及侧位（图 B）示颈内动脉瘤压迫性骨质吸收，蝶鞍扩大，呈 J 形蝶鞍

【鉴别诊断】

①儿童 J 形蝶鞍，约 5% 的正常儿童蝶鞍为 J 形蝶鞍，其形成原因与蝶骨未充分发育有关，大部分于成年后随访中蝶鞍均为正常形态，故诊断意义不大。②蝶鞍或鞍区占位：视神经胶质瘤，鞍结节脑膜瘤，动脉瘤均可导致 "J" 形蝶鞍，CT 或 MRI 检查有助于发现上述病变。

参 考 文 献

耿福孺，王恭宪. 1985. 蝶鞍的正常 X 线解剖及其变异. 临床放射学杂志，4（6）：317-319.

Parsons VJ, Hughes DG, Wraith JE. 1996. Magnetic resonance imaging of the brain, neck and cervical spine in mild Hunter's syndrome（mucopolysaccharidoses type Ⅱ）. Clin Radiol, 51（10）：719-723.

Wren MW. 1969. Significance of the so-called J-shaped sella in the diagnosis of intracranial aneurysm. Br J Ophthalmol, 53（5）：307-309.

2.1.5 油滴征

【英文】 Oil Droplet Appearance

油滴征见于多发性骨髓瘤颅骨 X 线，表现为单发或多发直径 1～30mm 的圆形骨质缺损区，边界清晰，无硬化环，类似油滴状外观。见图 2.1.5。

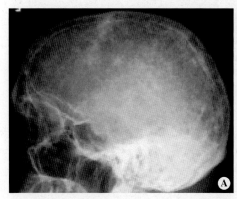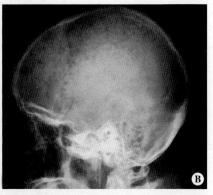

图 2.1.5 油滴征 X 线图像

头颅侧位平片；该图显示多发囊性病变，是骨髓瘤的典型表现

【病理基础】

多发性骨髓瘤由于骨质溶骨性破坏、重吸收而导致正常骨质局部消失，形成囊性骨质缺损。

【鉴别诊断】

多发性骨髓瘤颅骨孤立的囊性病变，应与纽扣样死骨鉴别，后者多见于嗜酸性肉芽肿进展期，主要指边界清楚的骨质破坏区内含有高密度的死骨，死骨形似纽扣。

参 考 文 献

Healy CF, Murray JG, Eustace SJ, et al. 2011. Multiple myeloma: a review of imaging features and radiological techniques. Bone Marrow Res：583439

2.1.6 塔尖征

【英文】 Steeple Sign

正常声门下区气管在平片上表现为倒"V"样含气管腔影像。其中倒"V"的尖部代表着真声带的下缘，其两端呈"肩"样逐渐增宽。喉炎时喉部软组织肿胀压迫气管，正常"肩"样影像消失，此时变细的声门下区气管影像改变形似陡峭教堂塔尖。见图 2.1.6。

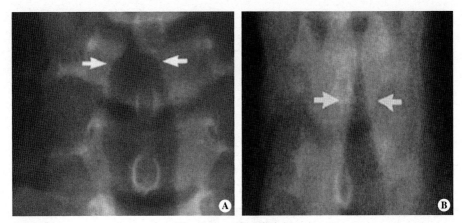

图 2.1.6 X线示塔尖征

图 A：正常气道后前位片示正常的声门下区（箭）；图 B：一哮喘患者上呼吸道后前位片示声门下区气管逐渐变窄形成一个倒 "V" 样影像，即所谓的塔尖征（箭）

【鉴别诊断】

有时此征象亦可见于会厌炎及慢性哮喘。

2.2 胸部及心血管系统

2.2.1 半月征

【英文】 the Half-moon Sign

半月征见于主动脉弓囊状动脉瘤，表现为胸片在主动脉弓平面突出于主动脉外的边缘光滑、局部不透明的半月形阴影。见图2.2.1。

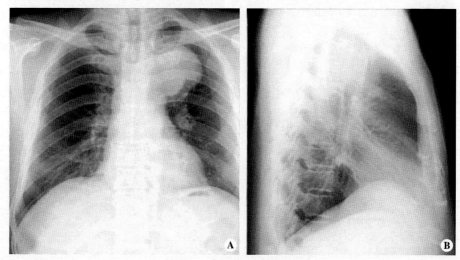

图2.2.1 半月症X线图像

图A：显示主动脉弓平面突出主动脉外光滑，不透明与主动脉融合的半月形阴影；图B：侧位胸片显示突出于主动脉轮廓外的肿块影

【病理基础】

动脉瘤突出到主动脉弓外，由于肺实质的对比，产生局部不透明阴影。

【鉴别诊断】

半月征不是特异征象，起源于主动脉弓的病变均可产生。主要与气管肿瘤、食管肿瘤及邻近主动脉肺实质肿瘤等鉴别。

参 考 文 献

Eagle KA，Quertermous T，Kritzer GA，et al. 1986. Spectrum of conditions initially suggesting acute aortic dissection but with negative aortograms. Am J Cardiol，57（5）：322-326.

Margolis JA，Cohn RA，Griffin JP，et al. 1980. Oat cell carcinoma presenting as a pseudoaneurysm. South Med J，73（8）：1087-1088.

2.2.2 前支气管征

【英文】 Anterior Bronchus Sign

胸部后前位 X 线片上前支气管征阳性是指上叶前段支气管外侧壁厚度>5mm,用于提示肺门微小异常。见图 2.2.2。

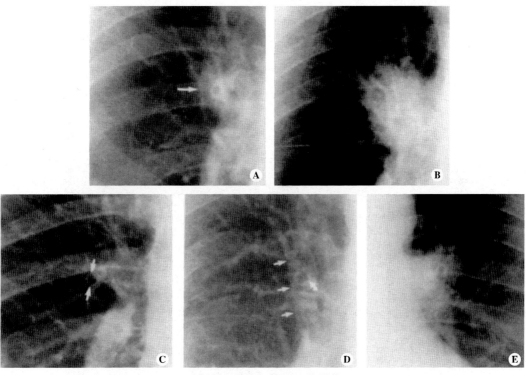

图 2.2.2 前支气管征 X 线图像

图 A:前支气管征阳性,胸部 X 线提示右上叶前段支气管外侧壁约 5mm(箭);图 B:右肺上叶支气管原位癌;图 C:右肺上叶正常前段支气管(箭),支气管外侧壁无增厚组织;图 D:正常前段支气管(弯箭)外缘见约 4mm 的血管影(直箭);图 E:前支气管征阳性,左上肺肺癌

【病理基础】

右主支气管起始 2.5 cm 处分出上叶支气管,然后分出三个分支,前支气管向前、外侧走形;左支气管起始 1cm 处分出上叶支气管,然后分出两支,尖后段、前段支气管。前段支气管的走形决定了其在正位片上是否显示。据报道,正常胸片左右前段支气管显示率分别为 50%和 45%。正常前段支气管外侧壁厚度<3mm,部分为 3~5mm,阳性为>5mm。

【鉴别诊断】

前支气管征一般用于肺门微小病变且具有旧片可对照病例,而不适用于肺门巨大肿块或无旧片病例。前支气管征对肺门异常有提示作用,但此征不是肿瘤的特征性表现。

参 考 文 献

Spizarny DL,Cavanaugh B. 1985. The anterior bronchus sign:a new clue to hilar abnormality. AJR Am J Roentgenol，145（2）：265-267.

2.2.3 蝙蝠翼征

【英文】 Bat Wing Appearance

蝙蝠翼征又名蝶翼征（Butterfly Sign），主要见于肺泡性肺水肿的 X 线平片，表现为对称性双侧肺门周围的大片状影，形似蝙蝠翼或蝶翼。见图 2.2.3。

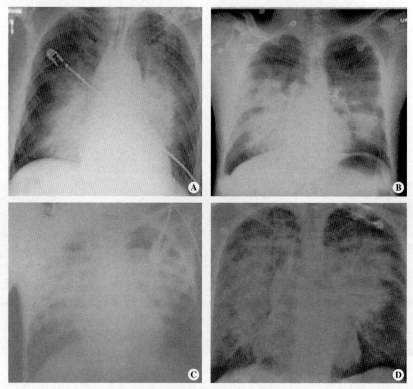

图 2.2.3 蝙蝠翼征 X 线图像

图 A：毒蝎蜇伤后，患者胸部 X 线平片显示双肺呈蝙蝠翼样水肿；图 B、C：蝙蝠翼样或蝶翼样分布的双肺水肿；图 D：71 岁女性，溺水后胸部 X 线平片，表现为双肺呈中心性肺水肿（蝙蝠翼征）

【病理基础】

蝙蝠翼征是肺水肿中心性分布的典型表现。

【鉴别诊断】

肺水肿需与肺炎鉴别，弥漫分布的片状影也可见于病毒性肺炎或支原体肺炎。

参 考 文 献

Thomas Gluecker，Patrizio Capasso，Pierre Schnyder，et al. 1999. Clinical and radiologic features of pulmonary edema. Radio Graphics，19（6）：1507-1531.

Webb WR，Higgins CB. 2004. Chapter 2. Consolidation and atelectasis in Thoracic Imaging：Pulmonary and Cardiovascular Radiology. Philadelphia：Lippincott Williams & Wilkins.

2.2.4　炮弹征

【英文】　Cannonball Metastases

胸片显示两侧肺野多发、大小不一边界清楚的圆形、卵圆形肺转移灶被称为炮弹样病变（炮弹征）。见图 2.2.4。

【病理基础】

肺部转移结节多呈大小不一、边界清楚的圆形结节，大小不同是由于瘤细胞转移到肺部的时间不同所致，边界清楚是由于充实性生长的癌结节与周围含气正常肺组织之间有良好的自然对比所致。

【鉴别诊断】

肺部多发结节的鉴别诊断十分复杂，其中转移性病灶最常见，其他的一些可能性包括炎症病变如真菌、结核，或脓毒性栓子等，在无症状患者，需要考虑的包括动静脉畸形，类风湿结节或淀粉样变等。较不常见病变还包括纤维、软骨瘤、脂肪瘤、错构瘤、平滑肌瘤等。

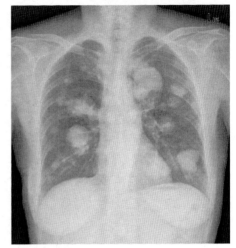

图 2.2.4　炮弹征 X 线图像

图示双肺可见多发边界清楚的肿块影及结节影，不伴钙化及空洞，表现为"炮弹征"

参 考 文 献

Lethaby A，Vollenhoven B，Sowter M. 2002. Pre-operative GnRH analogue therapy before hysterectomy or myomectomy for uterine fibroids Cochrane Database Syst Riev，2（2）：CD000547.

Takemura G，Takatsu Y，Kaitani K，et al. 1996. Metastasizing uterine leiomyoma. A case with cardiac and pulmonary metastasis. Pathol Res Pract，192（6）：622-629.

2.2.5　连续膈面征

【英文】　Continuous Diaphragm Sign

连续膈面征主要见于胸 X 线正位片及冠状位 CT 重建图像，可见于立位或仰卧位，表现为双侧膈面连续，未被心脏下缘掩盖。见图 2.2.5。

【病理基础】

连续膈面征常常表明纵隔积气或心包积气，纵隔积气常见于肺泡破裂、胸部穿刺、呼吸道阻塞、肺部及心包感染、食道破裂、张力性气胸，因为纵隔气体分开心脏及膈肌表面，使双侧膈肌呈连续状。

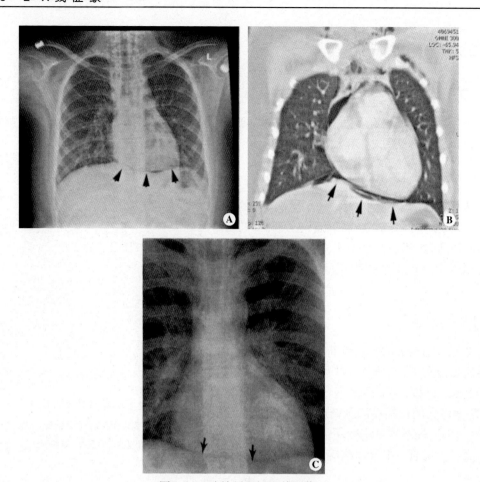

图 2.2.5 连续膈面征 X 线图像

图 A：心包积气患者，胸部 CT 冠状位重建显示心脏和膈面间一透亮间隙（黑箭）；图 B：纵隔积气患者，胸部正位片示膈面未被心脏下缘掩盖（黑箭）；图 C：纵隔积气，胸部正位片显示心脏和膈面间条带状气体影（黑箭），使心脏和膈肌重叠部分膈面清晰可见，即连续膈面征

【鉴别诊断】

在 X 线平片上鉴别纵隔积气及心包积气较困难，但心包积气典型时沿着心脏边缘分布，而纵隔积气是多发条纹状透亮影可延伸至颈部。

参 考 文 献

Algn O, Gökalp G, Topal U. 2011. Signs in chest imaging. Diagn Interv Radiol. 17(1):18-29.

Bejvan SM Godwin JD. 1996. Pneumomediastinum：old signs and new signs. AJR，166：1041-1048.

Schmitt ER，Michael D. 2011. Burg. Continuous diaphragm sign. West J Emerg Med，12（4）：526-527.

2.2.6 肺内蛋壳样钙化

【英文】 Eggshell Calcification-lung

蛋壳样钙化主要见于尘肺患者胸部 X 线平片，表现为胸部多个淋巴结呈环形高密度影，因形似蛋壳而得名。见图 2.2.6-1～图 2.2.6-2。

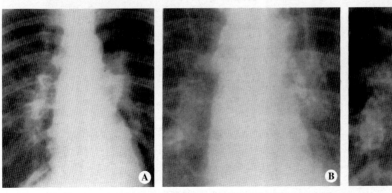

图 2.2.6-1 肺内蛋壳样钙化 X 线图像

结节病患者。图 A：胸部 X 线平片发现双侧肺门增大；图 B：7 年后，肺门淋巴结及双肺病变好转，纵隔及双肺门淋巴结开始形成蛋壳样钙化；图 C：图 B 5 年后，纵隔及双侧肺门多个淋巴结呈蛋壳样钙化改变

【病理基础】

肺门及纵隔淋巴结可能因包膜下窦引流受阻，导致淋巴结包膜下有大量钙质沉着。

【鉴别诊断】

蛋壳样钙化并不是尘肺，特别是矽肺的特异性诊断，还可见于结节病、放射性治疗后、何杰金氏病、芽生菌病、硬皮症以及组织胞浆菌病和肺淀粉样变性等疾病。与淋巴结蛋壳样钙化类似的环形阴影有动脉瘤、肺动脉高压、胸腺囊肿、甲状腺或甲状旁腺肿瘤的钙化，但由于其发生部位各不相同而很好鉴别。

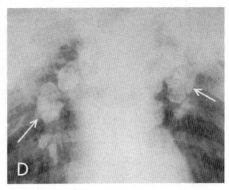

图 2.2.6-2 肺内蛋壳样钙化 X 线图像

胸部 X 线平片显示胸部淋巴结呈典型的"蛋壳样钙化"

参 考 文 献

Gross BH, Schneider HJ, Proto AV. 1980. Eggshell calcification of lymph nodes: an update. AJR Am J Roentgenol, 135(6):1265-1268.

2.2.7 乳腺蛋壳样钙化

【英文】 Eggshell Calcification

乳腺蛋壳样钙化常见于乳腺局部脂肪坏死的囊肿，即油性囊肿，表现为囊性透光区球面的薄壁环形高密度阴影。见图 2.2.7。

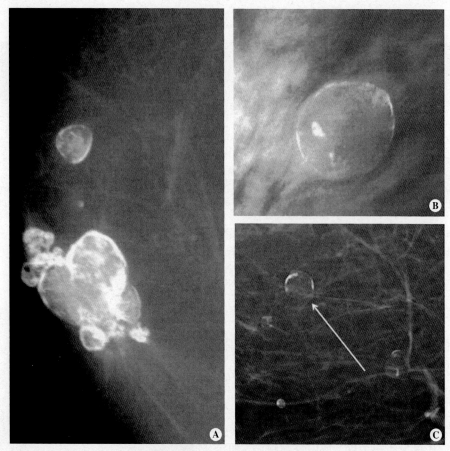

图 2.2.7　蛋壳样钙化 X 线图像

图 A：示乳腺内蛋壳样钙化的囊肿；图 B：遭受车祸及安全带损伤患者，乳腺脂肪液化坏死后形成典型的不规则蛋壳样钙化；
图 C：脂肪液化坏死后形成的油性囊肿，呈曲线样钙化（蛋壳样钙化）

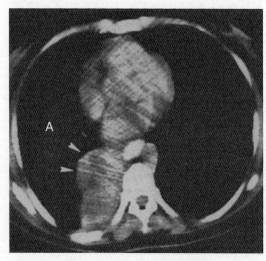

图 2.2.8-1　"S" 征 CT 图像

胸部 CT 检查显示右下肺叶部不张和肺门区肿块突出的边缘（箭头）构成 "S" 型，病理证实为大细胞肺癌

【病理基础】

乳腺外伤后或手术后，局部脂肪液化坏死后，囊肿表面的脂肪局部皂化，形成环形高密度影钙化影，是一种良性的炎性过程。

参 考 文 献

Gross BH, Schneider HJ, Proto AV. 1980. Eggshell calcification of lymph nodes：an update. AJR Am J Roentgenol, 135（6）：1265-1268.

Purdie CA，Denis McLean. 2009. Benign microcalcification and its differential diagnosis in breast screening. Diagnostic Histopathology，8（3）：382-394.

2.2.8 横 "S" 征（或反 "S" 征）

【英文】 Golden's "S"Sign

横 "S" 征是当中央型肺癌产生支气管阻塞时，远端肺叶发生肺不张，肺门区肿块和远端肺不张的凹陷边缘一起，像一个水平放置的 "S"，故将该征象称为横 "S" 征，最常见和最典型的部位为右肺上叶，当出现横 "S" 征时，高度提示中央型支气管肺癌。见图 2.2.8-1～图 2.2.8-2。

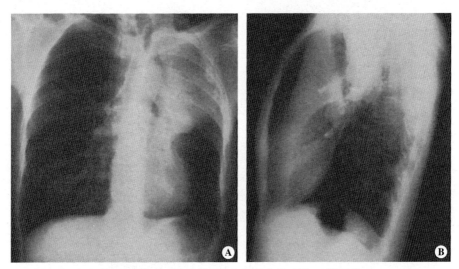

图 2.2.8-2 "横 "S" 征（或反 "S" 征）X 线图像

中央型肺癌患者，后前位（图 A）和侧位（图 B）X 线胸片显示左肺上叶塌陷形成的横 "S" 征

【病理基础】

在病理上，横 "S" 征的一部分由肺门区肿块构成，另一部分由远端因支气管阻塞而发生肺不张的凹陷边缘构成。

【鉴别诊断】

出现横 "S" 征时，高度提示中央型支气管肺癌。但是少数情况还是需要和以下疾病鉴别：大叶性肺炎、肺门区淋巴结肿大导致的肺不张等。

参 考 文 献

Felson B，Wiot JF. 1977. Some less familiar roentgen manifestations of carcinoma of the lung. Semin Roentgenol，12（3）：187-206.

Felson B. 1973. Chest roentgenology. Philadelphia：Saunders：95.

Golden R. 1925. The effect of bronchostenosis upon the roentgen-ray shadows in carcinoma of the bronchus. Am J Roentgenol，13（1）：21-30.

Proto AV, Toeino I. 1980. Radiographic manifestations of lobar collapse. Semin Roentgenol，15（2）：117-173.

2.2.9 膈茎征

【英文】 Juxtaphrenic Peak Sign

膈茎征通常表现为胸片上自膈内侧或膈顶向上延伸的线状阴影，其基底部稍宽，形似尖角或锥形，边缘锐利，向上可与肺门相连，是上叶体积收缩的间接提示征象，通常多见于肺叶切除术后或上叶肺不张的患者。见图 2.2.9。

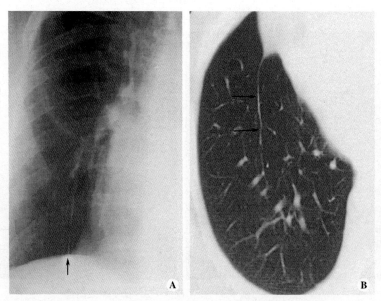

图 2.2.9 膈茎征 X 线图像

64 岁患者，右肺上叶切除术后。A 图为术后 2 年站立胸片，黑箭示膈茎征；B 图为轴位 CT 扫描，黑箭示图 A 中线状影为下副裂

【病理基础】

膈茎征的形成与副叶间裂关系密切，肺不张或上肺叶切除术后造成胸腔负压变化，胸膜的收缩以及残肺膨胀作用均可使副叶间裂牵拉延长，胸膜内脂肪沿副叶裂突入，从而形成自膈面向上延伸的线条影。术后随访可动态观察可膈茎征的形态变化。

参 考 文 献

Algin O，Gökalp G，Topal U. 2011. Signs in chest imaging. Diagn Interv Radiol，17（3）：18-29.

Davis SD，Yankelevitz DF，Wand A，et al. 1996. Juxtaphrenic peak in upper and middle lobe volume loss：assessment with CT. Radiology，198（1）：143-149.

Konen E，Rozenman J，Simansky DA，et al. 2001. Prevalence of the juxtaphrenic peak after upper lobectomy. AJR，177（4）：869-873.

2.2.10 镰刀征

【英文】 Luftsichel Sign

镰刀征的形成是由于左肺上叶完全不张形成的。由于左侧没有水平裂，上叶不张造成斜裂向前内侧移位。左肺下叶背段向上、向前移位而位于主动脉弓与不张的肺组织之间。围绕在主动脉弓旁的新月形透光区呈镰刀样改变，称之为镰刀征。见图2.2.10。

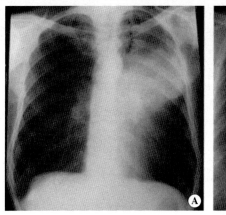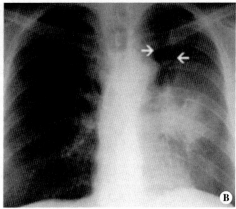

图2.2.10　镰刀征X线图像

图A及图B显示新月形的透光区围绕在主动脉弓旁，它是由于左肺下叶背段向上、向前移位而于主动脉弓与不张的肺组织对比形成的

参 考 文 献

Collins J. 2001. CT signs and patterns of lung disease. Radiol Clin North Am，39（6）：1115-1134.

Hansell DV，Armstrong P，Lynch DA，et al. 2005. Basic patterns in lung disease.In：Hansell DV，Armstrong P，Lynch DA，McAdams HP. Imaging of diseases of the chest. 4th ed. Philadelphia：Lippincott Williams & Williams：69-142.

Murfitt J. 1999. The normal chest. In：Sutton D. Textbook of radiology and imaging. Edinburgh：Churchill Livingstone：299-353.

Webb WR. 2005. Sarcoidosis. In：Webb WR，Higgins CB. Thoracic imaging. Philadelphia：Lippincott Williams & Williams：439-449.

2.2.11　三角帆征

【英文】　Spinnaker Sail Sign

系新生儿纵隔气肿的X线征象。三角帆征即纵隔有气肿时能使胸腺轮廓显影。见图2.2.11。

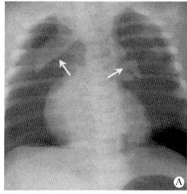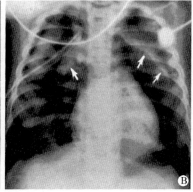

图2.2.11　三角帆征X线图像

图A为小儿纵隔积气时出现的三角帆征；图B示婴儿由于呼吸窘迫综合征而出现纵隔积气，两侧的三角帆征（箭）提示出现了纵隔积气

【鉴别诊断】

三角帆征不同于正常胸腺时的船帆征，前者有纵隔气肿存在，胸腺向外上方移位，不仅其外缘和部分下缘显影，而且大部分内缘和全部下缘均可显影。类似一个被风吹胀的三角帆影，故称为三角帆征。如果位于前纵隔的空气延伸到两侧时，则胸腺两叶均升高，产生安琪儿（天使）双翼的形状，又称为安琪儿翼征。

2.2.12 深凹征

【英文】 the Deep Sulcus Sign

深凹征指在气胸患者仰卧位胸片上，气胸侧肋膈角向季肋侧加深、透光度增加，呈狭长三角形无肺结构区。见图 2.2.12。

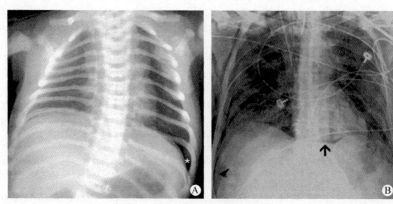

图 2.2.12 深凹征 X 线图像

图 A 示新生儿仰卧位胸片示深凹征（星号），左侧肋膈角向季肋区加深、延长，并可见肋膈角区透光度增加，右侧肋膈角区未见这一征象，提示左侧气胸。图 B 示深凹征和膈肌连续征：胸部创伤患者卧位胸片，游离气体聚集在右侧肋膈窦区域，使肋膈角向季肋区加深、延长，形成深凹征（箭头）；纵隔周围游离气体，使双侧膈面连续，呈现膈肌连续征（箭）

【病理基础】

在气胸患者仰卧位胸片上，胸腔内游离气体聚集于肋膈角前部区域（卧位时此区位置相对较高），而不似立位片游离气体位于胸腔上部，从而使气胸侧肋膈角向季肋侧加深，呈狭长三角形透光度增加区域。

参 考 文 献

Kong A. 2003. The Deep Sulcus Sign. Radiology，228（2）：415-416.

Oktay A，Gökalp G，Topal U. 2011. Signs in chest imaging. Diagn Interv Radiol，17（1）：18-29.

2.2.13 靴型心

【英文】 Boot-shaped Heart

胸部正位片上，靴型心常见于法洛四联症患者，靴子最狭窄的部分为变细或缺失的肺动脉主干，其靴尖由上抬的心尖构成，并与膈面形成锐角。见图2.2.13。

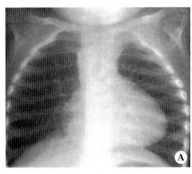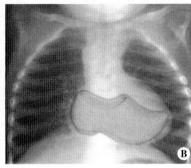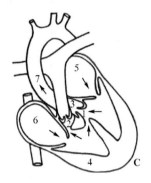

图2.2.13 靴化型心平片及示意图

法洛四联症图A、B：该患儿胸片可见右侧主动脉弓。图B：典型的靴型心征象：由右心室肥大造成的心尖上翘及主肺动脉凹陷形成。图C：血流模型图，1典型的室缺；2漏斗部肺动脉狭窄；3主动脉骑跨；4右心室肥大；5左心富氧血流；6右心少氧血流；7汇入主动脉

参 考 文 献

Ferguson EC, Krishnamurthy R, Oldham SA. 2007. Classic imaging signs of congenital cardiovascular abnormalities. Radiographics, 27(5):1323-1334.
Haider EA. 2008. The boot-shaped heart sign. Radiology，246（1）：328-329.

2.2.14 盒型心

【英文】 Box Shaped Heart

X线图像显示右心房增大，甚至可以增大到占据整个右侧胸腔。左心房未见明显增大，但由于右心室流出道增大，左心偏向一侧。主动脉细小，肺动脉结未见显示。所有这些征象综合称为盒型心。常见于三尖瓣下移畸形（Elbstein畸形）。见图2.2.14。

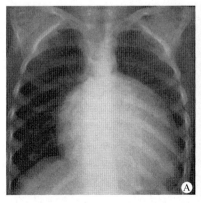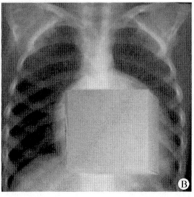

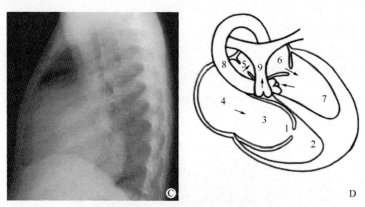

图 2.2.14 盒型心平片及示意图图像

Elbstein 畸形。图 A、C：胸部 X 线正侧位示心脏体积明显增大，肺血管明显减少；图 B：胸部前后位片示，因右心房增大及肺动脉干的缩小，整个心脏表现为盒形；图 D：因三尖瓣下移导致的血流形式的变化

参 考 文 献

Ferguson EC, Krishnamurthy R, Oldham SA. 2007. Classic imaging signs of congenital cardiovascular abnormalities. Radiographics, 27（5）:1323-1334.

2.2.15 平腰征

【英文】 Flat Waist Sign

见于左肺下叶萎陷的患者，因左肺下叶萎陷致心脏轻度旋转，在胸部 X 线正位片时肺动脉段正常的凹陷会消失，称平腰征。见图 2.2.15-1～图 2.2.15-2。

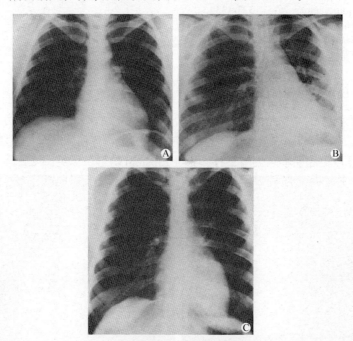

图 2.2.15-1 平腰征平片

因气管内插管导致的左肺下叶萎陷。图 A：入院时，在肺动脉流出段可见正常的心缘凹陷。图 B：放置气管插管后，左肺下叶萎陷。可见左心缘呈直线。图 C：取出插管后，左肺下叶重新扩张

参 考 文 献

Kattan KR，Wiot JF. 1976. Cardiac rotation in left lower
 lobe collapse. Radiology，118（2）：275-279.

2.2.16 雪人征

【英文】 Snowman Sign

雪人征是由于心上型完全性肺静脉异位引流造成的心脏外形异常，胸部 X 线显示上纵隔阴影增宽，又称为"锥形面包"征或"8"字征。见图 2.2.16-1～图 2.2.16-2。

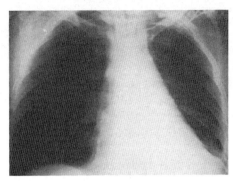

图 2.2.15-2 平腰征平片

产后的左肺下叶萎陷，注意左心缘的"平腰征"

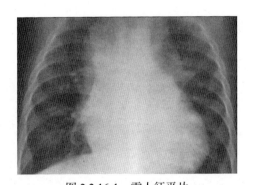

图 2.2.16-1 雪人征平片

3 个月男婴出现发绀，诊断为完全性肺静脉异位引流，表现为雪人征。胸部 X 线片显示上纵隔增宽。雪人头部由增粗的左垂直静脉和右上腔静脉组成，雪人的身体由增大心脏组成

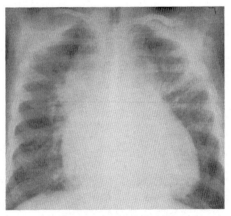

图 2.2.16-2 雪人征平片

心上型完全性肺静脉异位引流，雪人头部由增粗的垂直静脉和上腔静脉组成，增大的右心室和右心房组成雪人身体

参 考 文 献

Abbott OA，Leigh TF. 1964. Aneurysmal dilatations of the superior vena caval system.Ann Surg，159（6）：
 858-872.
Carter RE，Capriles M，Noe Y. Total anomalous pulmonary venous drainage. A clinical and anatomical study of
 75 children. Br Heart J，31（1）：45-51.
Yun SW. 2011. Congenital heart disease in the newborn requiring early intervention.Korean J Pediatr，54（5）：
 183-191.

2.3 骨骼肌肉系统

2.3.1 温博格氏征

【英文】 Wimberger's Sign

在 X 光片上可见双侧胫骨近端内侧对称性骨质破坏，股骨远侧端内侧也可见对称性骨质破坏。见图 2.3.1。

【病理基础】

梅毒螺旋体由母体经胎盘感染胎儿，之后侵入骨的各个部位，在骨内形成梅毒肉芽肿，股骨及胫骨骨骺端骨质破坏，缺损常伴有病理性骨折。

【鉴别诊断】

温博格氏征为早发型先天性骨梅毒的特征性表现，但需要与佝偻病、坏血病、骨结核鉴别。

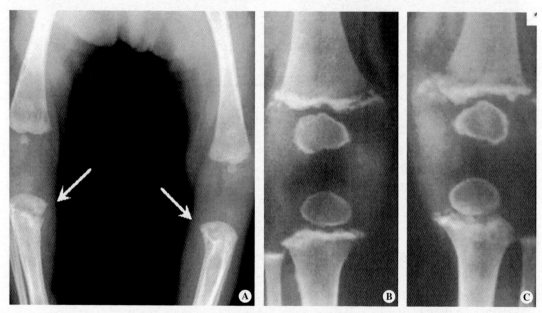

图 2.3.1 温博格氏征 X 线图像

图 A：双侧胫骨近端对称性骨质破坏；图 B、C：双侧股骨远端、胫骨近端对称性骨质破坏

参 考 文 献

Antonio C，Davanzo R. 1989. Congenital syphilis in Mozambique：the diagnostic complimentary role of laboratory and radiological investigations. Centr Afr J Med，35（12）：552-555.

Burke JP，et al. 1985. International symposium on yaws and other endemic trponematoses. D.C. Rev Infect Dis，7（Suppl 2）：S 217-351.

Ingram M. 1995. Syphilis soars in Russia（editorial）. Br Med J，311（6997）：78.

2.3.2 第四掌骨征

【英文】 4th Metacarpal Bone Sign

正常手的 X 线正位像上第 4～5 掌骨顶端的连线不与第 3 掌骨头相交，而在其远侧横过，如此线横贯第 3 掌骨头则为掌骨征阳性。见图 2.3.2。

【病理基础】

第四掌骨征主要见于患有假性甲状旁腺功能减退症的患者中。在特纳综合征、遗传性多发性外生骨疣、其他少见类型的综合征中也可以见到。也可以在患有同型胱氨酸尿症的患者中看到。

【鉴别诊断】

需要和骨折后遗症（陈旧性骨折）、其他的手部创伤或外科手部手术后的表现相鉴别。

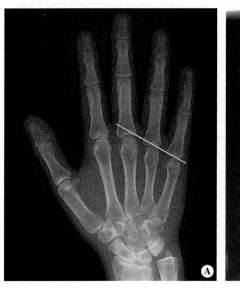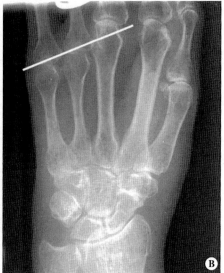

图 2.3.2 掌骨征阳性 X 线图像

图 A：掌骨征阴性，第 4、5 掌骨头划切线延长线超越第 3 掌骨远端；图 B：掌骨征阳性，第 4、5 掌骨头划切线延长线与第 3 掌骨远端相交

参 考 文 献

Merzoug V，Hamidou A，Garabedian M，et al. 1999. Radiologic anomalies of pseudohypoparathyroidism：diagnostic importance. J Radiol，80（3）：285-290.

Ruibal Francisco JL，Sánchez Burón P，Piñero Martínez E，et al. 1997. Turner's syndrome. Relationship between the karyotypes and malformations and associated diseases in 23 patients. An Esp Pediatr，47（2）：167-171.

2.3.3 食蚁兽鼻征，象鼻征

【英文】 Anteater Nose Sign

食蚁兽鼻征常见于跟舟骨融合患者，表现为跟骨前突与足舟骨之间的管状骨性结构或异常关节连接。见图 2.3.3-1～图 2.3.3-2。

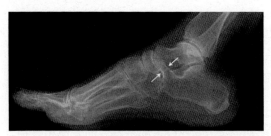

图 2.3.3-1 食蚁兽鼻征 X 线图像
足侧位片显示食蚁兽鼻征，由跟骨异常前突的骨性隆起（箭）与足舟骨重叠

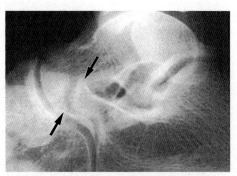

图 2.3.3-2 食蚁兽鼻征 X 线图像
32 岁女性患者，跟舟融合。X 线侧位片显示食蚁兽鼻征，跟骨前突（箭）增大、延长，尖端圆顿，类似于食蚁兽的鼻子

【病理基础】

跗骨联合是一种先天性足畸形，其原因是胚胎时期跗骨分节异常，形成足后段骨间、足中段骨间及足中后段之间的异常骨间、关节或纤维连接，是常染色体显性遗传，人群发病率约 1%～2%，双侧同时发病约占 40%～68%。跗骨联合最常见的类型是跟舟联合。

【鉴别诊断】

足或踝关节的侧位片上出现食蚁兽鼻征可诊断跟舟联合，最常用的体位是足向内 45°斜位。X 线平片很难诊断是否并存跟距联合，需要 CT 或 MRI 鉴别。

参 考 文 献

Chapman VM. 2007. The anteater nose sign. Radiology，245（2）：604-605.

Crim JR，Kjeldsberg KM. 2004. Radiographic diagnosis of tarsal coalition. AJR，182（5）：323-328.

Oestreich AE，Mize WA，Crawford AH，et al. 1987. The "anteater nose"：a direct sign of calcaneonavicular coalition on the lateral radiograph. J Pediatr Orthop，7（6）：709-711.

2.3.4 竹节状脊柱

【英文】 Bamboo Spine

竹节状脊柱见于强直性脊柱炎的 X 线平片，表现为多个椎体边缘骨质增生硬化、融合，类似竹节样改变。见图 2.3.4-1～图 2.3.4-3。

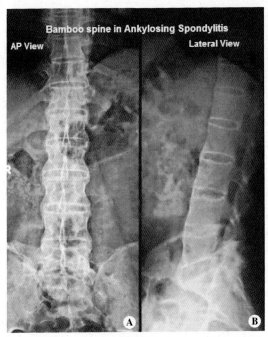

图 2.3.4-1 竹节状脊柱 X 线图像

46 岁男性患者，X 线平片显示脊柱融合呈竹节样和骶髂关节融合

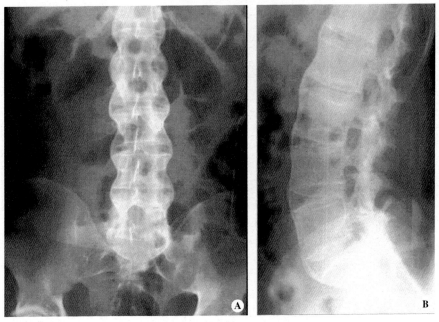

图 2.3.4-2 竹节状脊柱 X 线图像

图 A、B：强直性脊柱炎患者腰椎正侧位 X 线平片，示典型的"竹节样"

【病理基础】

慢性炎症引起纤维环及前纵韧带深层发生骨化，形成平行脊柱的韧带骨赘，使脊柱呈竹节样外观。

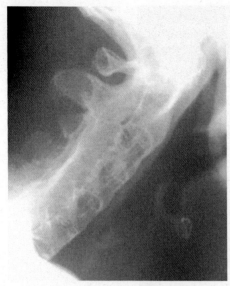

图 2.3.4-3 竹节状脊柱 X 线图像

强直性脊柱炎患者颈椎侧位 X 线平片显示颈椎呈"竹节样改变"

【鉴别诊断】

竹节状脊柱是强直性脊柱炎的特征性表现，脊柱退行性改变时，椎体边缘也有骨质增生、硬化伴骨赘形成，但较少广泛的呈竹节样改变。

参 考 文 献

Mørk NJ，Austad J，Kolbenstvedt A. 2006. Bamboo spine mimicking Bekhterev's disease caused by long-term acitretin treatment. Acta DermVenereol，86（5）：452-453.

2.3.5 咬征

【英文】 Bite Sign

咬征主要见于股骨头，与服用甾体药物有关。开始表现为小的病理改变（如髋关节关节间隙狭窄），最后引起关节面硬化到明显的骨质变化及塌陷，股骨缺损的区域与小动物咬的形态相似，因此称为咬征。见图 2.3.5。

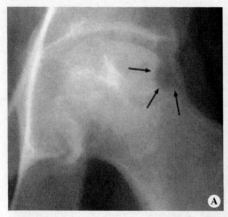
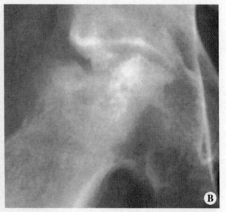

图 2.3.5 咬征 X 线图像

图 A、B：经常注射甾体内药物的患者髋关节 X 平片显示股骨头塌陷和坏死

【病理基础】

咬征主要是由于股骨头缺血性坏死引起的股骨头塌陷。

2.3.6 骨中骨征

【英文】 Bone within a Bone

骨中骨征可由多种原因引起，包括生理性和病理性，生理性骨中骨征最常见于胸、腰椎及 1~2 个月的新生儿。X 平片上表现为骨质密度均匀增高，骨髓腔可以同时被累及。

见图 2.3.6-1～图 2.3.6-6。

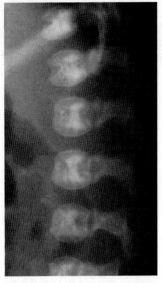

图 2.3.6-1 骨中骨征 X 线图像

新生儿脊柱侧位椎体可见骨中骨征

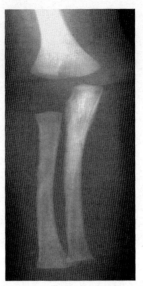

图 2.3.6-2 骨中骨征 X 线图像

正常 3 周岁的婴儿 X 平片显示：尺骨近端骨密度增高即骨中骨征

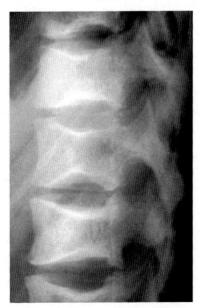

图 2.3.6-3 骨中骨征 X 线图像

镰刀贫血症患者，由于压力过大而致椎体终板中心凹陷且骨密度增高，表现为骨中骨征

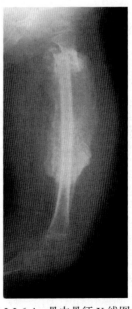

图 2.3.6-4 骨中骨征 X 线图像

脊柱裂伴运动感觉丧失儿童的股骨平片，骨折处未被固定，在骨折处形成大量骨痂，表现为骨中骨征

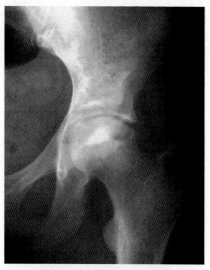

图 2.3.6-5　骨中骨征 X 线图像

Gaucher's 疾病，在髋臼上方和耻骨上支可见骨中骨征，股骨
头血管性坏死

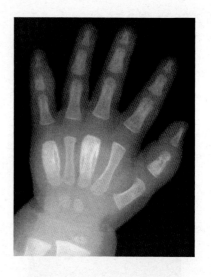

图 2.3.6-6　骨中骨征 X 线图像

结核性指炎：掌骨密度增高表现为骨中骨征

【病理基础】

在 X 平片上，由于骨膜下或软骨内成骨及破骨细胞吸收功能的异常，引起骨组织异常
囤积。

【鉴别诊断】

骨中骨征并不是一特异性诊断，各种原因均可以引起，需要进行鉴别。引起骨中骨征
还包括：骨代谢异常（Paget's 骨病，肢端肥大症），晶体沉着（草酸钙沉着），骨生长异
常（营养不良，维生素 D 增多症等）。同时，镰状细胞贫血症患者，亦可见椎体终板中心
凹陷且骨密度增高，表现为骨中骨征。

2.3.7　钮孔状畸形

【英文】　Boutonniere Deformity

类风湿关节炎引起的手指钮孔状变形，腱束断裂，其间的近端指间关节从断裂的腱束
中突出，如同从钮孔中突出一样。见图 2.3.7-1～图 2.3.7-2。

【病理基础】

钮孔状变形是因伸指肌腱扩张部的中央腱束破裂或松弛形成。钮孔状畸形好发于近端
指间关节，可由创伤、类风湿关节炎及先天性发育异常引起，该疾病分为四期，一期：轻
度伸展不全；二期：中度伸展不全；三期：轻度屈曲挛缩；四期：重度屈曲挛缩。

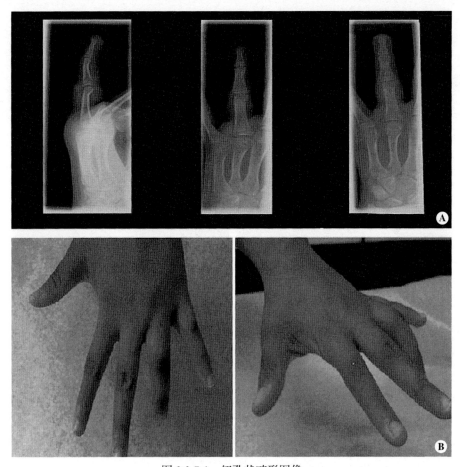

图 2.3.7-1　钮孔状畸形图像

患儿，9岁，创伤后手指改变。图 A：左手食指的 X 光片，呈钮孔状变形；图 B：临床检查发现左手无名指也呈钮孔状改变

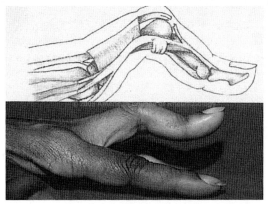

图 2.3.7-2　钮孔状畸形图像

类风湿关节炎患者，近端指间关节的侧索断裂，呈钮孔状变形

参 考 文 献

Arash Izadpanah，Ali Izadpanah，Hani Sinno，et al. 2011. Pediatric boutonniere deformity after blunt closed traumatic injury. Pediatr Emer Care，27（11）：1069-1071.

2.3.8 "C" 征

【英文】 "C" Sign

踝关节侧位片，可见距骨内侧滑车关节面，内侧突后皮质和跟骨载距突后下皮质所组成的 "C" 字形状。见图 2.3.8。

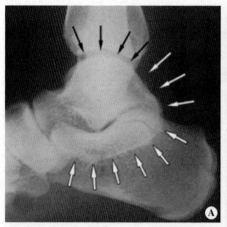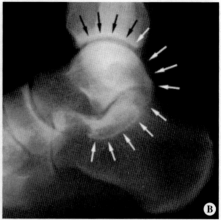

图 2.3.8 "C" 征 X 线图像

图 A：左踝关节侧位显示跟距关节融合，可见 "C" 征（箭示）；图 B：男性 32 岁，踝关节穹窿，跟距关节融合部和载距突三者构成 "C" 征

【病理基础】

在 CT 冠状扫描能够清晰显示跟距关节形成融合畸形，或关节软骨融合韧带融合。可能是胚胎发育时期出现异常，具体原因尚不明确。

【鉴别诊断】

用于诊断距下联合（跟距联合）的有特征性意义 X 线征象。

参 考 文 献

Deutsch AL，Resnick D，Campbell G. 1982. Computedtomography and bone scintigraphy in the evaluationof tarsal coalition. Radiology，144（1）：137-140.

Herzenberg JE，Goldner JL，Martinez S，et al. 1986. Computerized tomography of talocalcaneal tarsal coalition：aclinical and anatomic study. Foot Ankle，6（6）：273-288.

Wechsler RJ，Schweitzer ME，Deely DM，et al. 1994. Tarsal coalition：depiction andcharacterization with CT and MR imaging. Radiology193（2）：447-452.

2.3.9 锥形骨骺

【英文】 Coned Epiphyses

骨骺的中央尖而边缘扁平形状，临近的干骺端相应凹陷类似锥形。主要出现在手、足。见图 2.3.9-1～图 2.3.9-2。

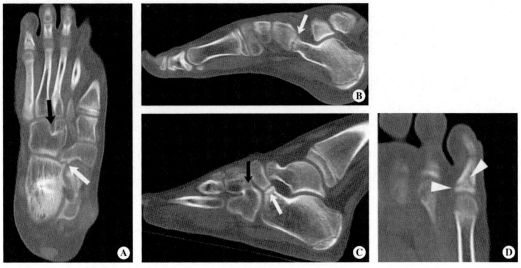

图 2.3.9-1　锥形骨骺 X 线图像

女，10 岁，右足，Muenke 综合征。图 A、B：冠状位，跟骨和舟骨融合（白箭），楔骨和骰骨融合（黑箭）；图 C：矢状位
显示跟骨和舟骨融合（白箭），楔骨和骰骨融合（黑箭）；图 D：冠状位，第五趾楔形骨骺

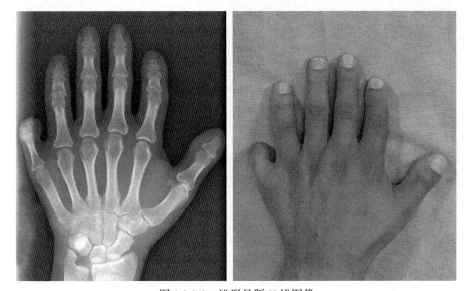

图 2.3.9-2　锥形骨骺 X 线图像

男，38 岁，Ellis-van Creveld 综合征。左侧第二中节指骨楔形骨骺，伴多指畸形

【病理基础】

　　锥形骨骺是骨骼系统较为罕见的影像表现。可见于遗传学性疾病，由于 FGFR3 基因突变导致软骨生成低下，引起骺软骨发育异常。如 Muenke 综合征等。

参 考 文 献

Didolkar MM，Vinson EN，Gaca AM. 2009. Young patient with polyarthralgia and hearing loss：a case report of Muenke syndrome. Skeletal Radiol，38（10）：1011-1014.

Muenke M，Gripp KW，McDonald-McGinn DM，et al. 1997. A unique point mutation in the fibroblast growth

factor receptor 3 gene(FGFR3)defines a new craniosynostosis syndrome. Am J Hum Genet, 60(3): 555-564.
Maloney DM, Wall SA, Ashworth GJ, et al. 1997. Prevalence of Pro250Arg mutation of fibroblast growth factor
receptor 3 in coronal craniosynostosis. Lancet, 349 (9058): 1059-1062.

2.3.10 骨片陷落征

【英文】 Fallen Fragment Sign

骨片陷落征主要见于单纯性骨囊肿所致的病理性骨折（也见于外伤性骨折），X 平片上主要表现为病变内（即骨髓腔）出现高密度的骨皮质结构或游离的骨碎片。见图 2.3.10-1～图 2.3.10-2。

【病理基础】

骨片凹陷征主要见于骨囊肿所致的病理性骨折，骨囊肿形成时，骨皮质变薄，周围肌肉牵拉和重力作用下使骨皮质结构或游离骨碎片移位至病变内（骨髓腔）。

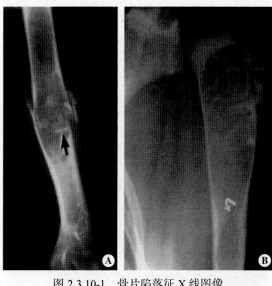

图 2.3.10-1 骨片陷落征 X 线图像

图 A：肱骨单纯性骨囊肿合并骨折，见骨片陷落征（箭示）；图 B：胸片前后位显示：肱骨近端骨囊肿伴病理性骨折，可见骨片陷落征（箭示）

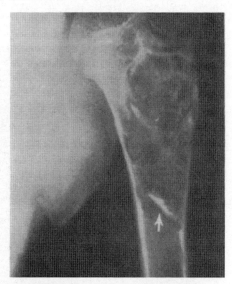

图 2.3.10-2 骨片陷落征 X 线图像

左侧肱骨轻微骨膨胀及溶骨性破坏，图中显示病理性骨折及骨皮质结构位于病变中心即骨凹陷征（箭示）

参 考 文 献

Van Doninck J, Vanhoenacker FM, Petré C, et al. 2010. Fallen fragment sign. JBR-BTR, 93(2):109.

2.3.11 海鸥翼征

【英文】 Gull Wing Appearance

海鸥翼征见于侵蚀性骨关节炎手足指（趾）间关节，表现为关节面中央部分的新生骨和边缘关节面下的骨侵蚀构成的影像，类似一只展翅的海鸥而得名。见图 2.3.11。

【病理基础】

指（趾）间关节软骨面因为滑膜炎侵蚀而有一定程度的破坏，由关节面边缘逐渐扩展到中央部，同时伴有骨膜性成骨。

【鉴别诊断】

海鸥翼征的出现并不代表有特异性，它是外周侵蚀性骨关节炎的一种表现，银屑性关节炎、强直性脊柱炎等均可出现该征象。

参 考 文 献

Vinje O, Dale K, Møller P. 1985. Radiographic evaluation of patients with Bechterew's syndrome（ankylosing spondylitis）. Findings in peripheral joints, tendon insertions and the pubic symphysis and relations to non-radiographic findings. Scand J Rheumatol, 14（3）: 279-288.

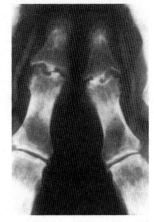

图 2.3.11　鸥翼征 X 线图像

银屑病关节炎病人的拇指：双侧指间关节均有严重关节炎（Ⅲ级），注意远端指关节面的"鸥翼"外观，中央边缘毛糙的新生骨形成伴两侧关节面的侵蚀，同时伴有周围软组织肿胀

2.3.12　跟骨后突增大畸形（Haglund 畸形）

【英文】　Haglund's Deformity

Haglund 畸形指跟骨后上结节的异常突出，同时伴跟腱止点周围炎症，并引起相应的肿胀、疼痛、跛行和足背伸受限，临床上习惯称之为跟腱末端病。见图 2.3.12。

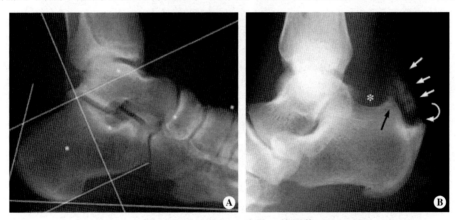

图 2.3.12　Haglund 畸形 X 线图像

图 A 示正常跟骨；图 B：跟骨侧位片显示跟骨结节后上缘突起（黑箭），跟骨后缘凹陷处上方软组织透光减低提示跟骨后滑囊炎（星号），跟腱骨化增厚（短箭）以及与跟骨附着处软组织肿胀（弯箭）

【病理基础】

各种内外因素造成跟腱止点周围的炎症，使跟腱及其周围组织肿胀增加，易与无骨性结构异常的跟骨后上结节发生撞击。反复撞击导致跟腱的变性、钙化、周围滑囊炎症及跟骨后上结节反应性骨增生。

【鉴别诊断】

Haglund 畸形 X 线检查发现跟骨外侧角即水平面与跟骨后缘的夹角＞75°。正常角度一般不超过 69°，后跟骨角与跟骨倾斜角组成的联合角度在 Haglund 畸形的患者常大于 90°。

参 考 文 献

Haglund P. 1927. Beitrag zur Klinik der Archillessehne. Zeitschr Orthop Chir，49：49-58.

Pavlov H，Heneghan MA，Hersh A，et al. 1982. The Haglund syndrome：initial and differential diagnosis. Radiology，144（1）：83-88.

Sofka CM，Adler RS，Positano R，et al. 2006. Haglund's syndrome：diagnosis and treatment using sonography. HSS J，2（1）：27-29.

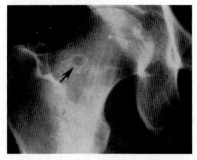

图 2.3.13-1 股骨颈疝窝征 X 线图像

女性，46 岁，间歇性右髋疼痛，查体正常，X 线显示右股骨颈部圆形、边界清楚硬化的密度减低区

2.3.13 股骨颈疝窝征

【英文】 Herniation Pit of the Femoral Neck

股骨颈疝窝征在股骨颈正位片显示为边界清楚、圆形或卵圆形的密度减低区，边缘可见薄的硬化缘，最大径小于 1cm，突出到股骨颈下 5～15mm。侧位位于皮质前方，主要见于股骨颈前上象限。常认为属良性或偶发。见图 2.3.13-1～图 2.3.13-2。

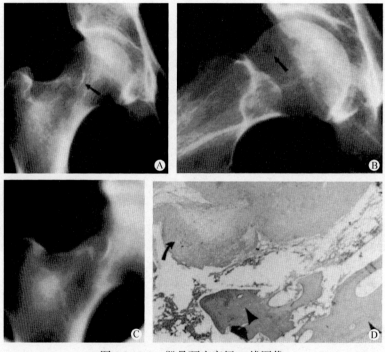

图 2.3.13-2 股骨颈疝窝征 X 线图像

女性，54 岁，右髋疼痛。图 A：右股骨颈疝窝征（箭）；图 B：侧位位于皮质前下方（箭）；图 C：右髋断层摄影示类圆形密度减低区；图 D：手术切除病灶的组织病理学检查：反应骨边缘疏松间质组织和致密的胶原纤维，缺乏骨膜反应

【病理基础】

常认为与软骨残余、梗死、纤维瘤或反应区机械性磨损有关。

【鉴别诊断】

股骨颈疝窝征并不是良性病变的特异征象，也可见于转移瘤、淋巴瘤，滑液增生性疾病（风湿性关节炎，绒毛结节性滑膜炎）甲状旁腺功能亢进引起棕色瘤等，也可见于少数正常人。

参 考 文 献

Freiberger RH，Edeiken J，Jacobson HG，et al. 1976. In：Freibergen RH，ed. Bone disease（second series）syllabus. Chicago：American College of Radiology：88.

Keats TE. 1973. An atlas of normal roentgen variants that may simulate disease. Chicago：Year Book Medical：175.

Markovits E. 1949. Bone and joint radiology. New York：Macmillan：366-367.

Meschan I. 1975. An atlas of anatomy basic to radiology. Philadelphia：Saunders：142.

2.3.14 棒棒糖征

【英文】 Licked Candy Stick Appearance

棒棒糖征见于掌骨、指骨、跖骨、趾骨 X 线平片图像，表现为尖端明显逐渐变细，外形似棒棒糖被舔食了部分后的形状，常见于银屑病关节炎患者。见图 2.3.14。

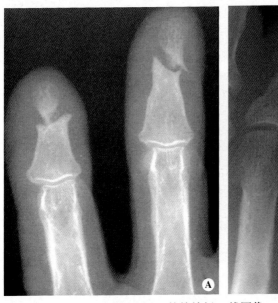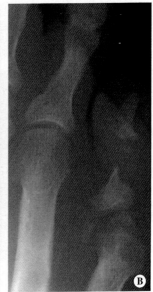

图 2.3.14 棒棒糖征 X 线图像

图 A：为牛皮癣关节病患者掌骨正位片，示中节指骨远端像被舔食了部分的棒棒糖一样逐渐变细；图 B：为另一牛皮癣关节病患者足正位片，示跖骨、趾骨远端像棒棒糖样明显逐渐变细

【鉴别诊断】

棒棒糖征不是一种特异性征象，还可以见于黏液样变性关节炎及麻风病关节改变。

参 考 文 献

Roche C，O'Keeffe DP，Lee WK，et al. 2002. Selections from the Buffet of Food Signs in Radiology. Radio Graphics，22（6）：1369-1384.

2.3.15 灯泡征

【英文】 Light Bulb Sign

灯泡征是肩关节前后位摄片时后脱位的典型表现。在肩关节正位片时，可以看到肱骨头旋转脱位后因骨小梁方向与 X 线投照方向一致而使透光度增加，形成圆形的灯泡样，这就是典型的灯泡征。如肩关节复位后，肱骨头旋转至正常位置，透光度减小，灯泡征消失。见图 2.3.15。

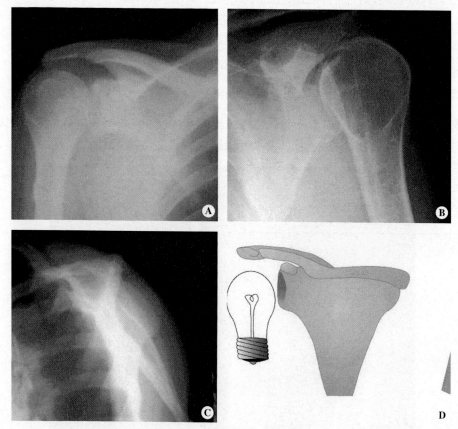

图 2.3.15 电灯泡征 X 线图像

图 A：为正常肩关节正位片；图 B：肩关节后脱位前后位 X 光片，显示肱骨头透亮度增加，即灯泡征；图 C：与图 B 同一患者行肩关节斜位片可见肩关节后脱位；图 D：简图示电灯泡征

参 考 文 献

Wright B1，Booth J. 1994. The 'light bulb' sign. J Accid Emerg Med，11（3）：210.

2.3.16 关节内积脂积血征

【英文】 Lipohemarthrosis Sign

关节内细微的骨折有时不能找到明显的骨折线，而关节内细微骨折造成脂肪与血液同时进入关节腔，血液密度较大，沉积于关节液下，脂肪密度较低，漂浮于关节液及血液上，水平位 X 线侧位投照或 CT 扫描时可见关节腔内脂肪—血液形成的液—液平面。该征可作为细微骨折的间接征象。见图 2.3.16。

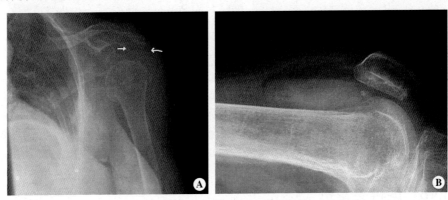

图 2.3.16 积脂积血征 X 线图像

图 A：可见左肩关节腔内脂液平面；图 B：膝关节水平侧位可见髌上囊内脂肪—血液平面形成。上图中都未看到明确的骨折征象，只能通过间接征象来推断关节内发生了细微的骨折

参 考 文 献

Norrel HG. 1954. Roentgenologic visualization of the extracapsular fat, its importance in the diagnosis of traumatic injuries to the elbow. Acta Radiol, 42（3）：205-210.

Swischuk LE, Hayden CK, Kupfer MC. 1984. Significance of intraarticular fluid without visible fracture in children. AJR, 142（6）：1261-1262.

2.3.17 小关节面裸露征

【英文】 Naked Facet Sign

小关节面裸露征是指无覆盖的关节突在横断面 CT 上的表现，显示为无关节间隙的双侧孤立存在的小关节面。见图 2.3.17。

【病理基础】

正常情况下，椎小关节表现为对称性、一致性的重叠，并保持在固定位置。在严重的脊柱屈曲分离型损伤中，导致椎体向前半脱位，椎小关节距离增宽，关节突相互脱离，上下小关节面处于裸露位置。

【鉴别诊断】

小关节面裸露征是脊柱屈曲分离型损伤的特征性 CT 表现，提示严重的韧带破裂和脊柱不稳。

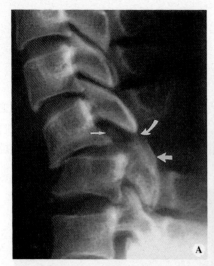
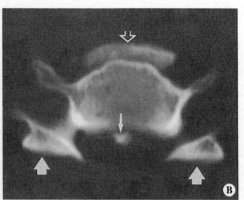

图 2.3.17　积脂积血征 X 线图像

图 A：颈椎侧位片示 C4 相对 C5 向前滑脱，C4/5 椎间隙后部和棘突间距增宽，C5 上关节突骨折（弯箭），骨折碎片向前移位（细直箭）；图 B：C5 椎体上部横断面 CT 示裸露的 C5 上关节突(宽实箭)，C4 前脱位（空心箭），C5 椎体后部骨皮质撕脱性骨折（细实箭）

2.3.18　胡桃夹骨折

【英文】　Nutcracker fracture

骰骨的压缩性骨折，常被称作"胡桃夹"骨折。常见机制是间接暴力引起的前足外展作用于相对固定的后足，导致骰骨的压缩性骨折。见图 2.3.18-1～图 2.3.18-2。

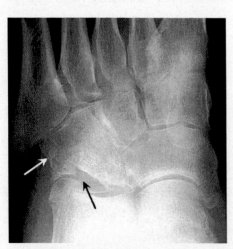

图 2.3.18-1　骰骨骨折 X 线图像

跟骨及距骨之间的骰骨压缩性骨折

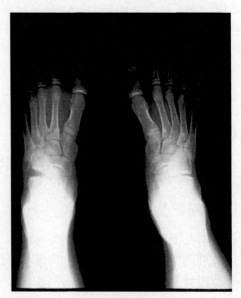

图 2.3.18-2　骰骨骨折 X 线图像

左足胡桃夹骨折，骰骨变形，与正常的右足相比，跟骰关节增宽 5mm

【病理基础】

骰骨骨折并不多见。由于骰骨位于跟骨及外侧楔骨之间，当受力不当时，跟骨及外侧楔骨犹如胡桃夹子的 2 个手柄，压迫骰骨，从而导致骰骨压缩性骨折。

【鉴别诊断】

诊断骰骨骨折应拍摄足正位、侧位、斜位 X 线片，内斜 30° 的 X 线片可以无重叠显示骰骨。骰骨骨折的类型和程度有时需要做健侧摄片对比。当 X 线检查不清或者粉碎性骨折时，应做 CT 检查、加做核磁共振、超声以及闪烁扫描可进一步明确损伤情况并可以发现隐匿性骨折。

参 考 文 献

Jen-Chih Hsu, Jen-Huei Chang, Shyu-Jye Wang, et al. 2004. The nutcracker fracture of the cuboid in children : a case report. Foot & Ankle International，25（6）：423-425.

2.3.19 洋葱皮样改变

【英文】 Onio-skin Periosteal Reaction

洋葱皮样改变在影像学上主要见于骨恶性肿瘤，其中以 Ewings 肉瘤最为常见，表现为骨膜周围可见呈同心性、成层状排列的高密度线状影。见图 2.3.19。

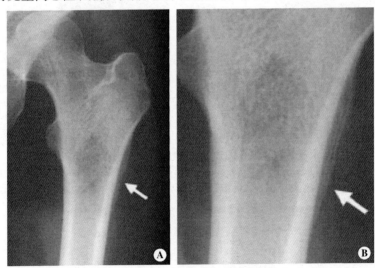

图 2.3.19 洋葱皮样改变 X 线图像

股骨 Ewings 肉瘤。图 A：股骨 X 平片显示在股骨近端显示洋葱皮样骨膜反应（箭示）；图 B：病灶区局部放大清晰显示洋葱皮样改变

【病理基础】

在病理上，洋葱皮样改变主要见于骨恶性肿瘤，骨膜细胞增生活跃使骨膜形成同心性、成层状排列，似洋葱皮样改变，X 平片上所示的高密度线性影即为反应的骨膜。

参 考 文 献

Yukihide Iwamoto. 2007. Diagnosis and Treatment of Ewing's Sarcoma，Jpn J Clin Oncol，37（2）：79-89.

2.3.20 骨盆泪滴征

【英文】 Pelvis Tear Drop

在骨盆前后位相上，于髋臼内下方重叠可见一泪滴影。泪滴影解剖主要是由髋臼切迹前半部及其稍上方的髋臼内外侧皮质构成。泪滴影在骨盆前后位 X 线表现为"U"形，上部开口小。见图 2.3.20-1～图 2.3.20-4。

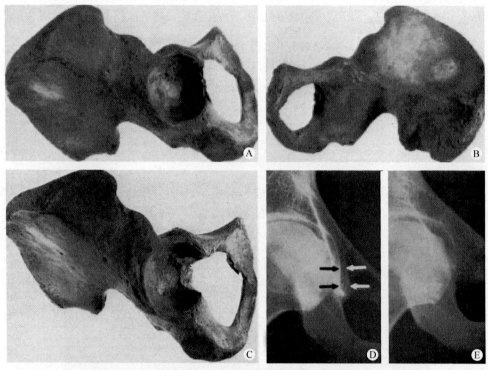

图 2.3.20-1　泪滴征解剖及 X 线图像

图 A：右髋骨侧面观，黑色区域即是泪滴解剖位置，位于坐耻骨结合处前下方；图 B：从骨盆内侧观察右髋骨；图 C：同一块髋骨去掉构成泪滴征的结构；图 D：完整髋骨前后位的 X 线表现，箭头勾画出泪滴的位置；图 E：去掉构成泪滴结构的髋骨 X 线表现

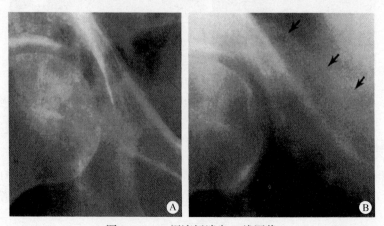

图 2.3.20-2　泪滴征消失 X 线图像

图 A：肺浆细胞瘤的患者出现进行性髋部疼痛，X 线示泪滴结构消失，怀疑转移可能；图 B：断层影像证实了泪滴结构被破坏

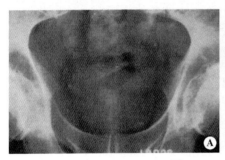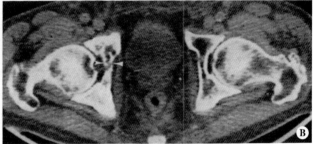

图 2.3.20-3 泪滴征消失 X 线及 CT 图像

图 A：骨盆平片示前列腺癌患者右侧泪滴结构消失；图 B：泪滴平面 CT 示右侧髋臼溶骨性病变

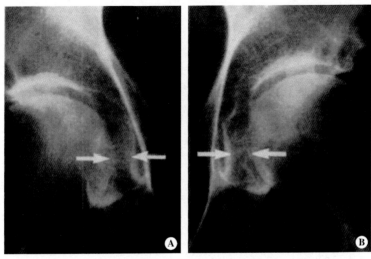

图 2.3.20-4 泪滴征 X 线图像

左髋肺炎球菌性关节炎所致泪滴距离增大。图 A 和图 B 的泪滴距离（箭）分别为 8.0mm 和 9.0mm

【病理基础】

泪滴影消失常提示髋臼前下部骨质破坏，常见于转移瘤、结核及化脓性关节炎。耻骨升支近端骨折时亦可消失，提示骨折累及髋臼下部。该征同样也可见于髋关节骨性融合时。

参 考 文 献

Bowerman JW, Sena JM, Chang R. 1982. The teardrop shadow of the pelvis; anatomy and clinical significance. Radiology, 143(3):659-662.

Sweeney JP, Helms CA, Minagi H, et al. 1987. The widened teardrop distance: a plain film indicator of hip joint effusion in adults. AJR Am J Roentgenol, 149(1):117-119.

2.3.21 画框征

【英文】 Picture Framing

画框征为 Paget 病患者椎体的特征性改变，为中心的低密度骨质破坏区和外周的高密度骨质增生区构成，如同一幅镶了画框的画。见图 2.3.21。

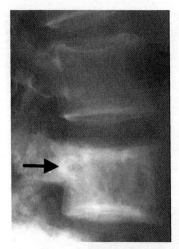

图 2.3.21　画框征 X 线图像

Paget 骨病患者的腰椎侧位图像显示椎骨
呈画框样（箭）

【病理基础】

Paget 骨病的病理改变是破骨性及异常增生性骨病变，破骨细胞及成骨细胞增生活跃，特别是中期由于溶骨与破骨并存，因此在病灶内可见混杂密度灶，既有骨质疏松，也有硬化的骨质。当该种病理改变发生于椎体时，就构成增粗的骨皮质环绕椎体四周，形成"画框"椎，为 Paget 骨病的特征性改变。

【鉴别诊断】

当临床上怀疑 Paget 骨病时，应排除甲状旁腺功能亢进性骨病、骨纤维异常增生症、骨巨细胞瘤、骨肉瘤、多发性骨髓瘤及前列腺癌骨转移等可能。有报道本病可与甲状腺功能亢进性骨病、骨巨细胞瘤等合并发生。

参 考 文 献

Harrington KD. 1999. Surgical management of neoplastic complications of Paget's disease. J Bone Miner Res，14 Suppl 2：45-48.

Paget J.1966. On a form of chronic inflammation of bones. (Osteitis deformans). Clin Orthop Relat Res, 49:3-16.

Schmorl G. 1932. Ueber Ostitis deformans Paget. Virchows Arch，283：694-751.

Tiegs RD. 1997. Paget's disease of bone：indications for treatment and goals of therapy. Clin Ther，19（6）：1309-1329，1523-1524.

2.3.22　馅饼块征

【英文】　Piece of Pie Sign

月骨脱位系月骨本身脱离与桡骨和其他腕骨的正常毗邻关系而移位；在正位 X 光片上正常月骨呈四边形，脱位时呈三角形，形似一片馅饼；侧位 X 线上可见月骨脱向掌侧，半月形凹面也转向掌侧。见图 2.3.22。

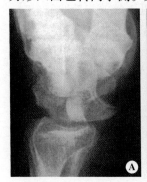
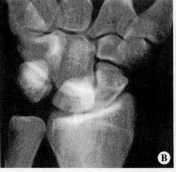
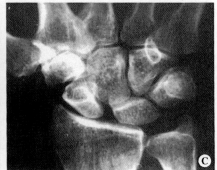

图 2.3.22　馅饼块征

图 A：手腕侧位显示掌侧月骨脱位：月骨已经失去了与桡骨远端正常的关系，并向前头状倾斜；图 B：手腕正位显示掌侧月骨脱位：腕预期弧明显中断，月骨成典型的三角形；图 C：手腕正位：舟月骨分离（又名特里托马斯征），注意舟状骨和月骨之间的间隙超越正常的 2mm

【病理基础】

多由间接外力引起，腕部处于极度背伸位，外力自上而下之重力与自下而上的反作用力，使桡骨远端诸骨与头状骨相挤压，桡骨与头状骨之间的掌侧间隙增宽，头状骨与月骨间的掌侧韧带与关节囊破裂，月骨向掌侧脱位。

【鉴别诊断】

易与经舟骨、月骨周围背侧脱位，舟头综合征等相混淆。

参 考 文 献

Beeson MS. 2000. Wrist dislocations, in Keaney JE（ed）：eMedicine Online Textbook. http：//www.emedicine.com.

Chin HW，Uehara DT. 2000. Wrist injuries，in Tintinalli JE，Kelen GD，Stapczynski JS（eds）：Emergency Medicine. New York：McGraw-Hill：1772-1783.

McCue FC，Bruce JF. 1994. The wrist, in DeLee JC，Drez D（eds）：Orthopedic Sports Medicine. Philadelphia：WB Saunders：913-944.

Rockwood CA，Jr，Green DP，et al. 1996. Fractures and dislocations of the wrist，in Rockwood CA，Jr，Green DP（eds）：Fractures in Adults，Vol 1. New York，Lippincott Williams & Wilkins Publishers：745-867.

2.3.23 串珠肋征

【英文】 Rachitic Rosary

肋骨与肋软骨交界处局部膨隆，呈串珠样改变，可伴有其他骨骼畸形，如鸡胸、漏斗胸、X型腿、O型腿等，长骨骨骺变小，骺板增宽，干骺端毛糙。见图2.3.23。

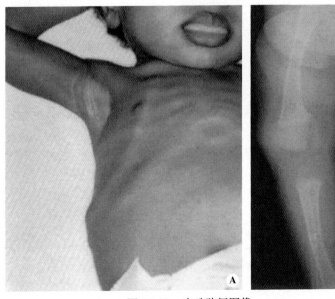

图 2.3.23 串珠肋征图像

图 A：佝偻病串珠样结构，肋骨与肋软骨交界处可见一排串珠样改变；图 B：同一患者右腿前后位平片显示骨软化，骺板增宽，干骺端毛糙

【病理基础】

见于维生素 D 和钙质缺乏婴幼儿，可因营养缺乏或阳光照射不足导致。

参 考 文 献

Carvalho NF，Kenney RD，Carrington PH，et al. 2001. Severe nutritional deficiencies in toddlers resulting from health food milk alternatives. Pediatrics，107（4）：e46.

2.3.24 橄榄球衫脊柱

【英文】 Rugger Jersey Spine

在 X 线影像中，沿上胸段和腰段椎体终板缘出现的分层样、条纹状硬化带，由于常常在多个椎体上出现，条纹状硬化带相互平行，形似英式橄榄球运动员的条纹状球衣，而得名为"橄榄球衫脊柱"，见于肾性骨病。见图 2.3.24。

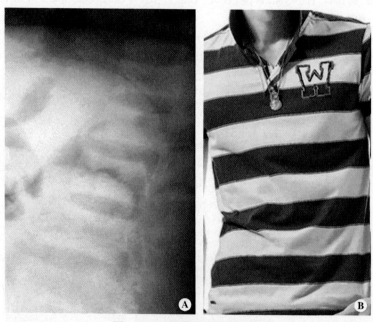

图 2.3.24 橄榄球衫脊柱图像

图 A：女性，69 岁，慢性肾功衰，侧位腰椎片示胸腰椎椎体边缘骨质硬化带，呈典型的 rugger jersey 脊表现；图 B：橄榄球衫

【病理基础】

肾性骨营养不良（renal osteodystrophy）又称肾性骨病，是 CRF（慢性肾功能衰竭）时由于钙、磷及维生素 D 代谢障碍，继发甲状旁腺功能亢进，酸碱平衡紊乱等因素而引起的骨损害。多见于儿童患者、先天性肾畸形以及进展缓慢的肾疾病患者。

【鉴别诊断】

肾性骨病应与原发性骨质疏松，骨质软化和甲状旁腺功能亢进引起的骨改变相鉴别。

本病有明确的肾脏病史，甲状旁腺功能亢进通常有甲状旁腺腺瘤。一般情况下，在儿童患者中，骨软化主要继发于佝偻病。成人骨软化则通常继发于肾性骨病。

参 考 文 献

Lacativa PG，Franco FM，Pimentel JR，et al. 2009. Prevalence of radiological findings among cases of severe secondary hyperparathyroidism. Sao Paulo Med J，127（2）：71-77.

Mäurer J，Uhrmeister P，Dühmke E，et al. 1994. Osteosclerosis of the vertebrae in radiological diagnosis and its pathomechanism. Z Orthop Ihre Grenzgeb，132（1）：62-66.

WittenbergA. 2004. The rugger jersey spine sign. Radiology，230（2）：491-492.

2.3.25　胫骨平台外侧撕脱骨折

【英文】　Segond Fracture

胫骨平台外侧撕脱骨折见于膝关节外伤性患者 X 线平片或 CT 扫描冠状位重建图像，常常伴发胫骨平台骨折，也可以单独发生，常常提示前交叉韧带、外侧半月板损伤，表现为胫骨上端外侧边缘小骨片的撕脱性骨折。见图 2.3.25-1～图 2.3.25-2。

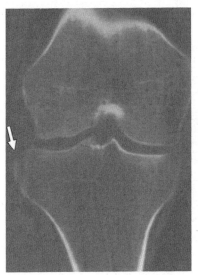 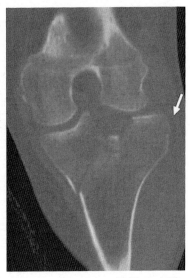

图 2.3.25-1　Segond 骨折 X 线图像

患者 22 岁，CT 扫描冠状位重建图像可见单发胫骨上端外侧边缘撕脱性骨折（箭），术中发现伴发前交叉韧带完全撕裂及外侧半月板复杂撕裂伤

图 2.3.25-2　Segond 骨折 CT 图像

患者 35 岁，CT 扫描冠状位重建图像，显示胫骨平台骨折、股骨内侧髁状突骨折，以及胫骨平台外侧撕脱性骨折，术中发现伴发前交叉韧带完全撕裂及外侧半月板撕裂伤

【病理基础】

该骨折多因为下肢过度内翻加内旋暴力所致，常常合并前交叉韧带、外侧半月板损伤，表现为胫骨上端外侧边缘小骨片的撕脱性骨折。

参 考 文 献

Peltola EK，Mustonen AO，Lindahl J，et al. 2011. Segond fracture combined with tibial plateau fracture. AJR，

197（6）：W1101-W1104.

2.3.26 银叉样变形，银叉状畸形

【英文】 Silver Fork Deformity

腕银叉状畸形是指桡骨骨折远端连同手部向背侧移位，其近侧有凹陷。这是柯氏骨折的典型体征之一。见图 2.3.26-1～图 2.3.26-2。

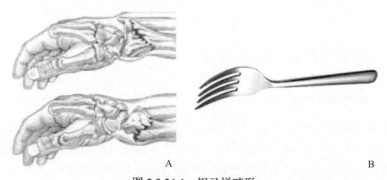

A   B
图 2.3.26-1　银叉样畸形
图 A：解剖图示银叉样畸形；图 B：银叉

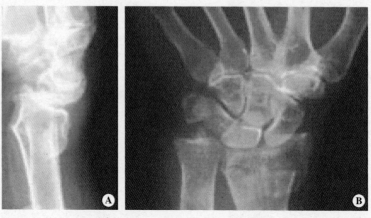

图 2.3.26-2　银叉样畸形 X 线图像
X 线片正侧位示柯氏骨折

参 考 文 献

Nelson C，Sanda M. 2002. Contemporary diagnosis and manage-ment of renal angiomyolipoma. J Urol，168（4）：1315-1325.

2.3.27 皂泡样改变

【英文】 Soap-Bubble Appearance

骨骼疾病中的皂泡样改变时指骨质呈膨胀性偏心性破坏。见图 2.3.27-1～图 2.3.27-3。

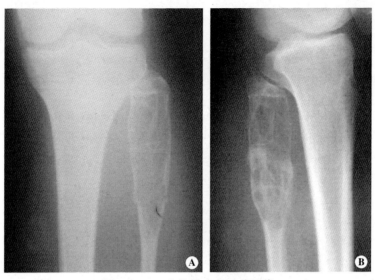

图 2.3.27-1 皂泡样改变 X 线图像

图 A、B：左侧腓骨头促结缔组织增生性纤维瘤。X 线示病灶累及骨质呈膨胀性破坏，内可见分隔

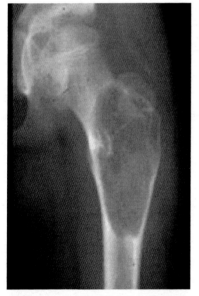

图 2.3.27-2 皂泡样改变 X 线图像

骨囊肿，X 线示股骨近端多房性囊性病变，壁薄，边缘区域的硬化带提示为良性病变；其与动脉瘤样骨囊肿的鉴别点是前者缺乏骨膜反应

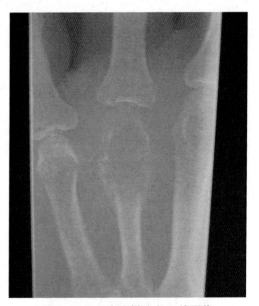

图 2.3.27-3 皂泡样改变 X 线图像

左手第 4 掌骨头骨巨细胞瘤，病变位置位于远端，可与内生性骨软骨瘤相鉴别

【病理基础】

骨骼疾病中的皂泡样改变时指膨胀性偏心性骨质破坏，壁薄、硬化、光滑锐利，其内可见纤细骨嵴构成分隔。

【鉴别诊断】

其他可见皂泡样膨胀性骨质破坏包括骨巨细胞瘤、骨肉瘤，孤立性骨囊肿、非骨化性纤维瘤、骨纤维异常增殖症、转移性肿瘤等。

参 考 文 献

Demıralp B，Oto M，Kurt B. 2007. Desmoplastic fibroma of the fibular head. Internet Journal Orthopedic Surgery，6（1）. DOI：10.5580/10c6.

Manjunath Rai K，Venkateswarlu S. 2008. Osteoclastoma. Indian J Radiol Imaging，18（1）：4-11.

Most MJ，Sim FH，Inwards CY. 2010. Osteofibrous dysplasia and adamantinoma. JAAOS，18：358-366.

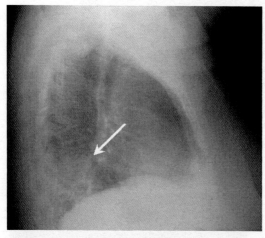

图 2.3.28　脊柱征

上图所示为一下肺感染患者的侧位胸片，图示下部胸椎密度较上
部胸椎密度明显增高，这就是脊柱征，提示下肺炎变

2.3.28　脊柱征

【英文】　Spine Sign

在侧位胸片上见到的下部胸椎密度较上部胸椎密度异常增高的征象，该征象常见于下叶肺炎造成的密度增高影与下部胸椎相重叠而使得下部胸椎显得更明显。见图 2.3.28。

2.3.29　椎体突降征

【英文】　Step off Vertebrae

椎体突降征，主要见于镰状细胞贫血的

侧位脊柱 X 线平片，表现一个或多个椎体终板中央深凹样改变，相应部椎体高度突然下降，而椎体前后缘无明显异常。见图 2.3.29-1～图 2.3.29-3。

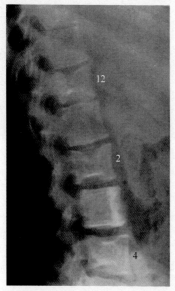

图 2.3.29-1　椎体突降征 X 线图像

37 岁男性 Gaucher's 病患者，脊柱侧位 X 线片，显示 T12 椎体深凹、边缘硬化；L2 椎体呈"骨内骨征"；L3 椎体形状无异常，仅边缘硬化；L4 椎体呈"椎体突降征"

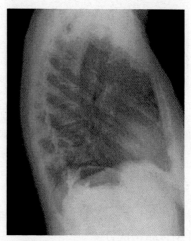

图 2.3.29-2　椎体突降征 X 线图像

29 岁女性，有镰状细胞贫血病史。侧位胸片显示多个椎体终板不规则凹陷性改变，终板边缘部分尚正常

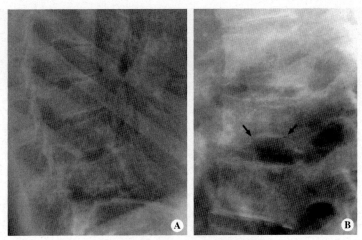

图 2.3.29-3 椎体突降征 X 线图像

脊柱侧位 X 线片。图 A 示多个椎体终板中央性凹陷"椎体突降征";图 B 示单个椎体终板中央性凹陷(箭)

【病理基础】

椎体突降征是由终板缺血性坏死导致骨梗死,并继发性塌陷而形成。

【鉴别诊断】

椎体突降征还可见于 Gaucher's 病。当同样表现在血红蛋白病出现时,又称之为 Lincoln Log 征或 H-形椎体。

参 考 文 献

Lenchik L,Rogers LF,Delmas PD,et al. 2004. Diagnosis of osteoporotic vertebral fractures:importance of recognition and description by radiologists. AJR Am J Roentgenol,183(4):949-958.

Schwartz AM, Homer MJ, Mccauley RG. 1979. "Step-off" vertebral body:Gaucher's disease versus sickle cell hemoglobinopathy. AJR Am J Roentgenol,132(1):81-85.

2.3.30 骨旁骨肉瘤线征

【英文】 String Sign of Parosteal Osteosarcoma

骨旁骨肉瘤线征主要见于骨肉瘤侵犯骨膜或软组织,在平片上表现为线样高密度影。见图 2.3.30。

【病理基础】

在病理上骨旁骨肉瘤线征主要是由于骨肉瘤侵犯骨膜或骨旁软组织以致本来不显影的骨膜可在 X 线下显影。

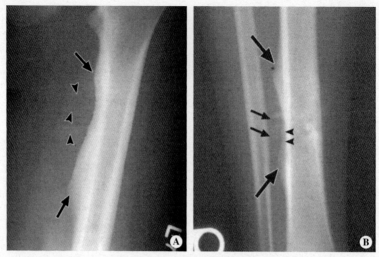

图 2.3.30 X线示骨旁骨肉瘤线征

图 A 示左侧股骨中上段骨皮质增厚（箭），可见日光状骨膜反应（箭头）伸入骨旁软组织内；图 B 示右侧胫骨骨质破坏，外侧骨皮质增厚（箭），局部骨膜反应破坏（箭头），可见垂直骨膜反应（箭）

参 考 文 献

Murphey MD, Jelinek JS, Temple HT, et al. 2004. imaging of periosteal osteosarcoma: radiologic-pathologic comparision. Radiology, 233（1）: 129-138.

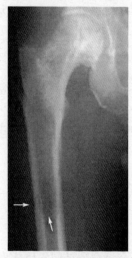

图 2.3.31 骨旁骨肉瘤线征
X 线图像

平片显示：右股骨主干可见 V 形黑色透光区，透光区形如草叶，提示
Paget's 骨病

2.3.31 草叶征

【英文】 Blade of Grass Sign

"草叶征"又被称为"火焰征"，主要见于 Paget 骨病。发生在胫骨或股骨骨干的骨溶解区域在 X 线平片表现为楔形和草叶形征象。见图 2.3.31。

【病理基础】

平片上，草叶征的形成主要由于 Paget 骨病使长骨骨干溶解坏死，同时伴有周围区域骨小梁增粗及骨质增生硬化所致。

参 考 文 献

Wittenberg K.2001. The blade of grass sign. Radiology, 221(1):199-200.

2.3.32 脂肪垫征

【英文】 Fat Pad Sign

脂肪垫征是指在肘关节屈曲侧位平片上肘关节前方的正常透光区（脂肪垫）抬高形如帆船，肘关节后方出现透光区（正常时不显示），该征象与肘关节内积血、积液改变有关。见图 2.3.32。

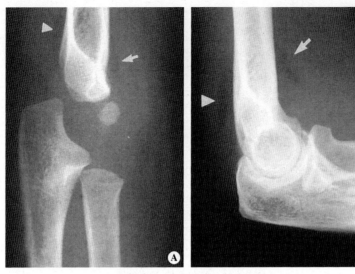

图 2.3.32 脂肪垫征 X 线图像

图 A：肘关节伸展侧位平片显示：肱骨前方（箭）及后方（箭头）均可见脂肪垫影显示，该为正常的影像学征象，不要误认为是肘关节病变；图 B：肘关节屈曲侧位显示脂肪垫征阳性，桡骨小头移位性骨折。前方的透光区（箭）代表向上前方移位的脂肪垫，后方的透光区（箭头）代表向后上移位的脂肪垫

【病理基础】

在病理上脂肪垫征主要与前后脂肪垫移位所致，与肘关节囊内积液、积血有关，当肘关节囊膨胀时可推动肘关节前方脂肪垫向前上移位，后方脂肪垫向后上移位即表现为脂肪垫征阳性。

【鉴别诊断】

脂肪垫征并不仅存在于肘关节疾病时，它与体位有关，如果肘关节伸展，则正常时也可看见脂肪垫征。

参 考 文 献

Goswami GK. 2002. Signs in imaging. Radiology，222：419-420.

2.3.33 结核性指炎/趾炎

【英文】 Tuberculosis Dactylitis Sign

结核性指炎是婴儿结核侵及骨关节最常见的形式。在最先出现干骺端动脉内膜炎后，发生无痛性水肿，X 线上通常可见骨骼的囊性病变及骨膜增厚。幼儿骨与关节结核继发于患儿未经治疗的结核杆菌肺炎。感染往往通过血行播散，通常先表现为干骺端动脉内膜炎，因这一部位有红骨髓存在且血供最为丰富。病变可为单发，也可为多发，并累及临近关节。患者往往有外伤史，从而引起潜在的感染。见图 2.3.33。

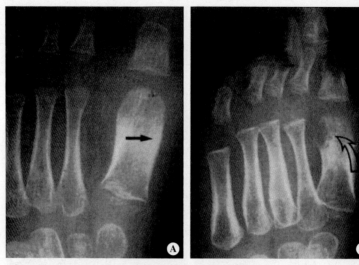

图 2.3.33 脂肪垫征 X 线图像

图 A：左足第一跖骨骨膜增厚（箭），周围软组织肿胀；图 B：左侧第一跖骨局部骨质呈囊性改变（弯箭）

【鉴别诊断】

包括 Sickle 细胞指炎/趾炎。

参 考 文 献

Kassarjian A, Davison BD, Blickman JG. 1999. Pediatric case of the day. Sacrococcygeal teratoma, type IV. Am J Roentgenol, 173(3):814, 817-818.

2.4 肝胆及泌尿生殖系统

2.4.1 下垂百合征

【英文】 Drooping Lily Sign

下垂百合征为肾集合系统重复畸形的IVP表现。为上部重复的肾集合系统出现肾积水，压迫功能性下部集合系统，使功能性下部集合系统向下侧方移位，其最上部肾盏向侧方移位，形似萎陷或下垂的百合花。见图2.4.1。

【病理基础】

大多数完全性肾重复畸形遵循德国病理学家 Carl Weigert 总结的解剖学规律：上输尿管在骨盆边缘水平跨过下输尿管，连接膀胱或尿道，通常上输尿管更加偏尾端和内侧。但也有例外，甚至有报道输尿管开口于同侧精囊和输精管的案例。由于下输尿管膀胱黏膜下走行的隧道较正常短，容易出现反流；而上输尿管的开口异位，使得这部分输尿管更有可能出现梗阻。

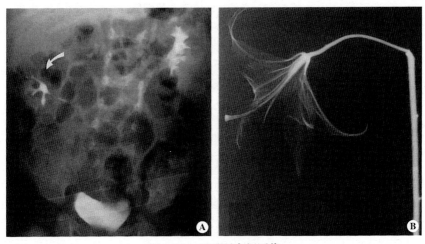

图 2.4.1 下垂百合征图像

图 A 为一1月婴儿行排泄性尿路造影，示右肾下部集合系统向下及侧方移位，即下垂百合征，左侧集合系统正常；图 B 为下垂百合征的示意图

参 考 文 献

Callahan MJ. 2001. The drooping lily sign. Radiology，219（1）：226-228.

2.4.2 鱼钩样输尿管

【英文】 Fishhook Ureters

鱼钩样输尿管见于下腔静脉后输尿管，为一种罕见的先天发育畸形，该疾病通常表现为肾积水及第三或第四椎体水平输尿管呈"S 或鱼钩样"畸形。见图 2.4.2。

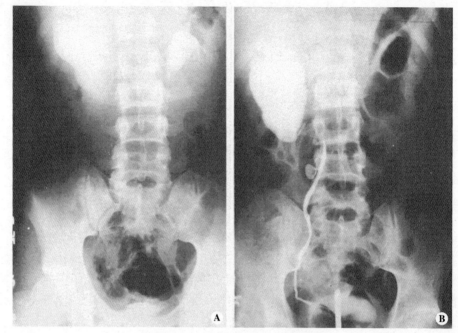

图 2.4.2 鱼钩样输尿管 X 线图像

图 A：静脉肾盂造影 X 线光片显示右侧肾盂显著积水，伴输尿管肾盂交界处阻塞；图 B：逆行肾盂造影显示右侧肾积水伴输尿管肾盂交界处阻塞，注意右侧近端输尿管向中间移位

【病理基础】

本病实际畸形主要是下腔静脉发育异常，而不是输尿管发育异常。典型病例是右侧输尿管绕过腔静脉之后走向中线，再从内向外沿正常路径至膀胱。肾盂及上段输尿管扩张，但一般没有梗阻。Bateson 等将该下腔静脉后输尿管分为 2 种临床类型：Ⅰ型，有肾积水及梗阻，梗阻近端输尿管呈鱼钩样，较常见。Ⅱ型，没有肾积水或仅有轻度肾积水，此型输尿管在更高位置走向腔静脉之后，肾盂及输尿管几乎呈水平位，无扭曲，如有梗阻是因位于腔静脉侧壁的输尿管受椎旁组织压迫所致。

参 考 文 献

Morganstern SL，Seeer WH，Cole AT. 1977. Peureteric Vena Cava. Urolgy，9（6）：664-666.

2.4.3 高脚杯征

【英文】 Goblet Sign

在逆行输尿管造影中，输尿管肿块时管腔狭窄近侧端为充盈缺损，而远侧端扩张呈高脚杯改变，即高脚杯征。见图 2.4.3。

【病理基础】

充盈缺损为输尿管腔软组织肿块，引起非机械性梗阻，导致"杯口样"改变的输尿管壁扩张，肿块通常为尿路上皮癌，特别是移行细胞癌。

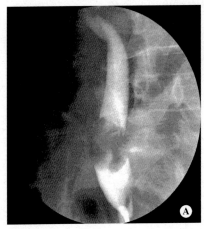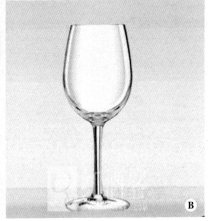

图 2.4.3　高脚杯征图像

图 A：逆行输尿管造影显示输尿管明显扩张，输尿管中下段不规则充盈缺损，其下方呈杯口状改变，形成高脚杯征；图 B：高脚杯

【鉴别诊断】

高脚杯征对诊断输尿管移行细胞癌有一定的意义，应与结石梗阻鉴别。

参 考 文 献

Bergman H，Friedenberg RM，Sayegh V. 1961. New roentgenologic signs of carcinoma of theureter. AJR，86：707-717.

Leder RA，Dunnick NR. 1990. Transitional cell carcinoma of the pelvicalices and ureter. AJR 1990. 155（4）：713-722.

Walsh PC，Ritik AB，Vaughan ED，et al. 1998. Campbell's urology. 7th ed，Vol. Philadelphia：Saunders：2383-2384.

2.4.4　少女腰畸形征

【英文】　Maiden Waist Deformity

该征象见于腹膜后纤维化患者肾盂逆行性造影，因输尿管被包绕及牵拉而向脊柱两侧移位形成，因其类似于芭比娃娃纤细的腰部而得名。见图 2.4.4。

【病理基础】

该征象发生于腹膜后纤维化病例，常好发于腰骶椎移行部；由于纤维组织积聚包绕并向内侧牵拉输尿管，输尿管的走形发生改变并且管腔逐渐变窄；当双侧输尿管同时受累的时候，双侧输尿管到膀胱走形向内收，似少女纤细的腰部而得名。

【鉴别诊断】

特发性纤维化患者出现这种征象可达 50%；需要与其他导致腹膜后纤维化的疾病相鉴

别；如炎症所致（自身免疫性炎症或脉管炎）、应用药物（如：美西麦角，麦角胺等）、腹膜后创伤性出血、尿漏；其他原因如肿瘤等均可出现此征象。

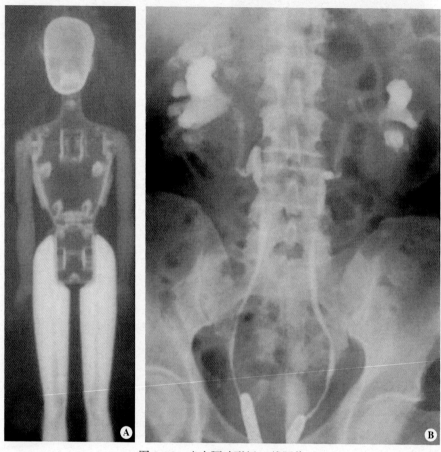

图 2.4.4　少女腰畸形征 X 线图像

图 A：为芭比娃娃玩偶的前后位 X 线平片，显示纤细的腰部；图 B：肾衰竭及轻度肾盂积水的患者行双侧逆行性造影时发现双侧输尿管于腰骶部向内侧走形

参 考 文 献

Amis ES Jr. 1991. Retroperitoneal fibrosis.AJR Am J Roentgonol，157（2）：321-329.

Arger PH，Stolz J，Miller WT. 1973. Retroperitoneal fibrosis：an analysis of the clinical spectrum and roentgenographic signs .Am J Roentgenol Radium Ther Nucl Med，119（4）：812-821.

2.4.5　鹿角状结石

【英文】　Staghorn Calculus

鹿角状结石亦称铸形肾结石，因结石填充于肾盂、肾盏，像溶解的铁水注入模具一样，其形状与肾内腔隙相似而得名。见图 2.4.5。

【病理基础】

鹿角状肾结石是指结石充满肾盂和至少 1 个肾盏的结石；部分性鹿角状结石仅仅填充

部分集合系统，而完全性鹿角状结石则填充整个肾集合系统。

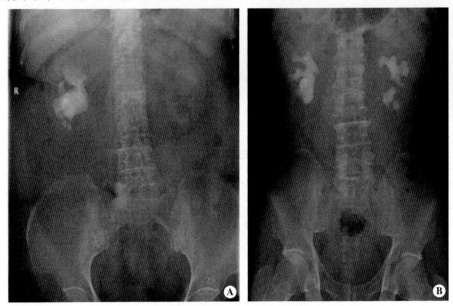

图 2.4.5　鹿角状结石 X 线图像

A、B 两图均显示肾盂、肾盏内的鹿角状结石

2.4.6　点彩征

【英文】　Stipple Sign

点彩征见于膀胱移行细胞癌静脉肾盂造影或逆行性肾盂造影，对比剂残留在乳头样病灶的间隙中，呈点彩样表现。见图 2.4.6-1～图 2.4.6-2。

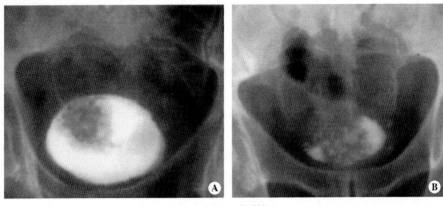

图 2.4.6-1　点彩征

图 A：排泄性肾盂造影成像显示膀胱右上方有一边缘不规则的充盈缺损病灶，充盈缺损中的点状高密度造影剂即为点彩征；

图 B：排尿后成像该征象更为明显

【病理基础】

大多数的移行细胞癌呈乳头状，在造影检查时，造影剂充填于乳头状肿瘤的间隙内。

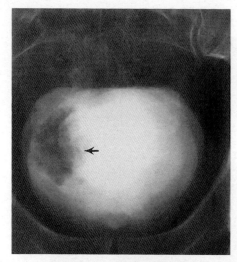

图 2.4.6-2　点彩征 X 线图像

膀胱移行细胞癌，肾盂造影成像显示膀胱右侧壁上一乳头状充盈缺损（箭）；造影剂在充盈缺损中不均匀分布，呈"点彩征"

【鉴别诊断】

点彩征常见于较大的膀胱乳头状瘤，也可见于其他位置的泌尿道上皮肿瘤。点彩征的存在可高度提示移行细胞癌，但并非特异性诊断，同样可见于血凝块或真菌球中。

参 考 文 献

Browne RF，Meehan CP，Colville J，et al. 2005. Transitional cell carcinoma of the upper urinary tract: spectrum of imaging findings. Radiographics，25（6）: 1609-1627.

Dyer RB，Chen MY，Zagoria RJ. 2004. Classic signs in uroradiology. Radiographics，24（Suppl 1）: S247-280 .

McLean GK，Pollack HM，Banner MP. 1979. The "stipple sign"-urographic harbinger of transitional cell neoplasms. Urol Radiol，1（2）: 77-79.

2.4.7　肾盏新月征

【英文】　Calyceal Crescent Sign

肾脏轻度积水时 IVU 显示肾盏杯口部显影呈弧形新月样即肾盏新月征。见图 2.4.7。

【病理基础】

当肾盂与输尿管结合部出现不同原因的狭窄或输尿管远端狭窄→导致梗阻→肾盂内压力过大→肾积水→肾脏结构发生改变→肾盏扩张外翻→肾乳头变形→集合管方向改变。在静脉肾盂造影早期可见造影沿肾盏的外缘呈弧形新月样分布。

【鉴别诊断】

常见于慢性肾盂梗阻和肾积水。用低渗造影剂 IVU 时正常集合管的密度所致的乳头染色也可以出现肾盏新月征，应需鉴别。

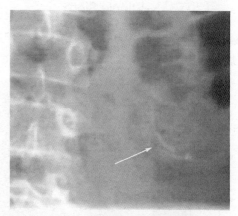

图 2.4.7　肾盏新月征 X 线图像

如图所示:静脉肾盂造影早期可见高密度弧形新月影（黑箭），为肾盏新月征

参 考 文 献

Dunbar JS，Nogrady MB. 1970. The calyceal crescent: a roentgenographic sign of obstructive hydronephrosis. Am J Roentgenol Radium Ther Nucl Med，110（3）: 520-528.

Hanna MK，Jeffs RD，Sturgess JM，et al. 1976. Ureteral structure and ultrastructure. II. Congenital ureteropelvic junction obstruction and primary obstructive megaureter. J Urol，116（6）: 725-730.

2.4.8 高尔夫球座征

【英文】 Golf Ball-on-Tee Sign

高尔夫球座征见于排泄性尿路造影中，表现为一充满对比剂的空腔（高尔夫球）位于邻近杯口变钝的肾盏（球座）上。见图2.4.8。

【病理基础】

当肾乳头发生坏死时，内部坏死物脱落后形成空洞，进行排泄性尿路造影时，空洞内充盈对比剂并与相邻的肾盏凹处相连通，当空洞足够大时，就形成了高尔夫球座征。该征象的出现往往提示肾乳头坏死。

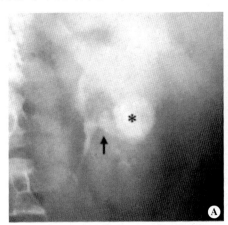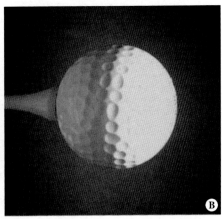

图 2.4.8 高尔夫球座征 X 线图像

图 A：示一个 60 岁肺结核患者的排泄性尿路造影图，图像显示左侧肾脏集合系统受累，对比剂积聚在一个巨大肾乳头坏死形成的空腔内，为"高尔夫球"（＊），相邻变钝的肾盏杯口为"球座"（箭）。由于肾盂、肾盏和输尿管未显示，提示结核是造成肾乳头坏死的原因；图 B：高尔夫球及球座

【鉴别诊断】

高尔夫球座征应该和肾盂肾盏憩室鉴别，有时二者之间的鉴别十分困难。肾盏憩室是肾实质内覆盖移行上皮细胞的囊腔，经狭窄的通道与肾盂肾盏相通，并不和髓质相通，它可以是先天性的，也可以继发于囊肿破裂或感染。另外，高尔夫球座征还应该与先天性巨肾盏和反流性肾病鉴别。

参 考 文 献

Amis ES Jr. 2001. Pelvicalyceal system. In：Textbook of uroradiology. 3rd ed. Philadelphia：Lippincott Williams & Wilkins：299-314.

Davidson AJ，Hartman DS，Choyke PL，et al. 1999. Parenchymal disease with normal size and contour. In：Davidson's radiology of the kidney and genitourinary tract. 3rd ed. Philadelphia：Saunders：327-357.

Hoffnung JM，Parker MD，Hartz JW. 1982. Papillary necrosis mimicking staghorn calculi. Urology，20（3）：325-327.

Lindvall N. 1978. Radiological changes of renal papillary necrosis. Kidney Int，13（1）：93-106.

2.5　胃　肠　道

2.5.1　礼帽征

【英文】　Bowler Hat Sign

礼帽征见于黏膜层的息肉样病变行胃肠道气钡双重对比检查。钡剂不仅涂抹整个息肉，也充填病变和肠道黏膜形成的锐角，看起来成礼帽形状。见图 2.5.1-1～图 2.5.1-2。

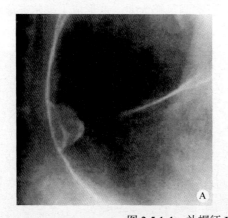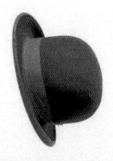

图 2.5.1-1　礼帽征 X 线图像

图 A 显示直肠后壁凸起的息肉样病变呈现礼帽征，病理提示该病变为良性的绒毛状腺瘤；图 B 显示礼帽

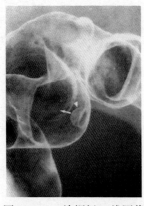

图 2.5.1-2　礼帽征 X 线图像

乙状结肠的气钡双重对比检查，可见该息肉呈礼帽征，注意该礼帽的顶点（箭头）指向管腔中心（箭）

【病理基础】

钡剂不仅涂抹整个息肉，也充填病变和肠道黏膜形成的锐角。

【鉴别诊断】

见应与肠腔其他物质相鉴别：如空气、憩室、粪便、黏液或其他异物。

参 考 文 献

Levine MS，Rubesin SE，Igor Laufer. 2000. Diagnosis of colorectal neoplasms at double-contrast barium enema examination. Radiology，216（1）：11-18.

Sirnms SM. 1984. Differential diagnosis of the bowler hat sign. AJR，144（3）：585-587.

2.5.2 半月征或卡曼半月征

【英文】 Carman Meniscus Sign

胃小弯区的溃疡型胃癌，切线位加压投照时，呈半月形的龛影与周围环堤构成典型的"半月征"图像，最早是由 Carman 教授 1921 年所提出的，称为卡曼半月征。见图 2.5.2。

【病理基础】

在消化道钡餐造影时，恶性胃溃疡较大且平坦，溃疡边缘肿瘤组织呈堆积状生长，该隆起的边缘称为环堤，钡剂滞留在溃疡中呈凸透镜样，造影压迫时环堤凸向胃腔形成充盈缺损，与龛影一并形成"半月征"。

【鉴别诊断】

主要和良性胃溃疡鉴别：根据龛影突出于胃轮廓线外、龛影口部"项圈征"以及黏膜皱

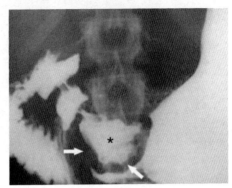

图 2.5.2 半月征或卡曼半月征 X 线图像

图示胃腺癌的半月征：上消化道钡餐显示胃窦部一巨大中央溃疡（＊），周围可见环堤影（箭）

襞达到龛影边缘等征象可诊断为胃良性溃疡。但是当胃溃疡发生癌变进展到晚期时，二者的鉴别就十分困难了。

参 考 文 献

Kanne JP，Rohrmann CA Jr，Lichtenstein JE. 2006. Eponyms in radiology of the digestive tract：historical perspectives and imaging appearances. Part I. Pharynx，esophagus，stomach，and intestine. Radiographics，26（1）：129-142.

Widder DJ，Mueller PR. 1982. The Carman-Kirklin ulcer revisited：computed tomographic correlation. J Comput Tomogr，6（1）：61-64.

2.5.3 螺旋状食管

【英文】 Corkscrew Esophagus

食管钡餐示食管管腔呈螺旋状狭窄，偶尔食管下段可见非狭窄的黏膜环。见图 2.5.3-1～图 2.5.3-2。

【病理基础】

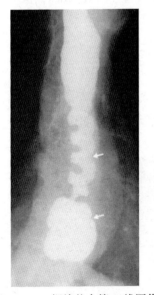

图 2.5.3-1 螺旋状食管 X 线图像

食管钡餐示食管管腔呈螺旋状狭窄（上方箭），稍下方可见非狭窄粘膜环（下方箭）

该征常见于食管弥漫性痉挛，由食管正常蠕动与无蠕动段交替形成，由于食管无效蠕动常可导致反复发作的吸入性肺炎。

【鉴别诊断】

应与贲门失弛缓症相鉴别。食管弥漫性痉挛时食管下段括约肌功能是正常的。

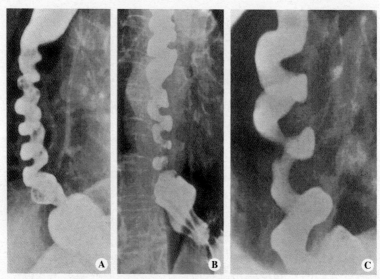

图 2.5.3-2　螺旋状食管 X 线图像

食道钡餐可见食管中下段狭窄扭曲，呈螺旋状（图 A、B、C）

参 考 文 献

Cammarota G, Certo M. 2005. Images in clinical medicine. Corkscrew esophagus. N Engl J Med, 352(8):816.

Dheer S, Chang R. 2003. Images in clinical medicine. "Corkscrew" esophagus. N Engl J Med, 348(17):1671.

Stewart ET. 1998. Corkscrew esophagus: elongation? Abdom Imaging, 23(2):217-218.

2.5.4　双轨征

【英文】　Double Track Sign

先天性肥厚性幽门狭窄患者行钡餐检查时，钡剂聚集于肥厚幽门的黏膜皱襞之间，形成双轨样改变。见图 2.5.4。

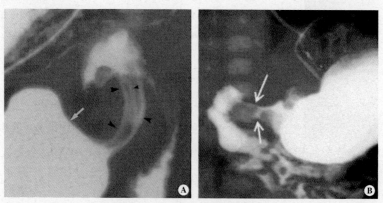

图 2.5.4　双轨征 X 线图像

图 A：婴儿先天性肥厚性幽门狭窄患者：上消化道钡餐造影示造影剂通过黏膜沟形成双轨征（箭头），内可见线状影延伸到远侧（箭头）；图 B：先天性幽门狭窄患者上消化道钡餐检查显示造影剂通过肥厚幽门的黏膜间隙，形成双轨征（箭）

【病理基础】

双轨征是儿科放射学中先天性肥厚性幽门狭窄的一个少见、典型征象，表现为钡剂聚集在肥厚幽门的黏膜皱襞之间。

参 考 文 献

Marta Hernanz-Schulman. 2003. Infantile hypertrophic pyloric stenosis. Radiology，227（2）：319-331.

2.5.5 猫食管征

【英文】 Feline Esophagus

猫食管征主要见于胃食管反流症患者，影像学上常伴有食管裂孔疝、胃食管反流甚至有反流性食管炎的表现。食管气钡双重造影表现为：钡剂吞咽过程中可见宽约 1～2mm 横行线状或成角皱襞，环形延伸至食管管腔。见图 2.5.5-1～图 2.5.5-2。

【病理基础】

猫食管征主要是横行皱襞环绕食管管腔，其影像学表现与猫食管远端皱襞类似，所以被称为"猫食管征"。该征象主要与黏膜肌层暂时性收缩相关，特别是胃食管反流患者。

【鉴别诊断】

该征象与食管瘢痕形成类似，需注意鉴别。后者主要表现为食管僵直。

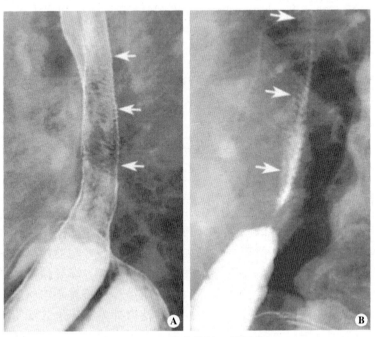

图 2.5.5-1 猫食管征 X 线图像

图 A：76 岁女性食管双重钡餐造影右后斜位显示猫食管征，中度胃食管反流伴中段及食管下 1/3 横行皱襞形成（箭示），同时可见巨大裂孔疝；图 B： 84 岁老年女性，食管钡餐双重对比造影右后斜位显示猫食管征，胃食管反流伴中段及食管下 1/3 横行皱襞形成（箭示），同时可见裂孔疝

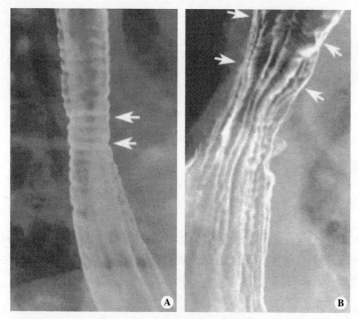

图 2.5.5-2　猫食管征 X 线图像

图 A：71 岁老年女性，食管钡餐双重对比造影左后斜位显示猫食管征。吞咽钡剂过程，食管中 1/3 段可见横行皱襞（箭示），同时可见因轻度反流性食管炎所致的微小黏膜颗粒。图 B：59 岁老年女性，食管钡餐双重对比造影左后斜位显示猫食管征，同轴性横行环[形如戒指（如箭所示）]伴食管下 1/3 管腔轻度狭窄。该横行环是猫食管征横行皱襞演变而来，与食管腔狭窄相关

参 考 文 献

Furth EE，Rubesin SE，et al. 1995. Fline esophagus，AJR，164（4）：900.

Samadil F，Levinel MS，Rubesinl SE，et al. 2010. Feline esophagus and gastroesophageal reflux. AJR，194（4）：972-976.

2.5.6　足球征，圆顶征

【英文】　Football Sign

在仰卧位腹部 X 线平片上，可见一个大的卵圆形的透光影像，形似足球（橄榄球）。见图 2.5.6-1～图 2.5.6-2。

【病理基础】

婴儿或新生儿由于自发性或医源性胃肠道穿孔时可见此征象，气体使腹膜腔扩大膨胀，在患者仰卧位时，这些游离气体聚集在腹腔内脏前方与前腹壁壁腹膜之间，从而产生一个形似橄榄球的外观。可以导致气腹的原因还有，坏死性小肠结肠炎、结肠梗阻（例如肠旋转不良、胎粪性肠梗阻、消化道闭锁等）、胃十二指肠溃疡所引起的炎症等。还有机械性通气增强可导致气压性损伤使得外界气体进入隔下，在没有胃肠道穿孔的情况下出现气腹。

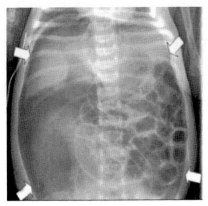

图 2.5.6-1　足球征，圆顶征 X 线图像

36h 婴儿腹部 X 线片，显示"足球征"

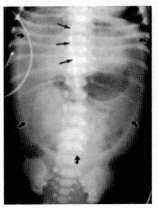

图 2.5.6-2　"足球征，圆顶征" X 线图像

新生儿前后位仰卧腹部 X 线平片，显示足球征，由于创伤导致直肠穿孔；
气腹显示为一个较大的卵圆形透光区（弯箭）；镰状韧带显示（直箭）

【鉴别诊断】

能够在腹腔内出现足量多游离气体的气腹多见于婴儿或新生儿，成年人或青少年在出现症状时能自觉就诊，可以得到早期治疗，较少见。多数情况下，婴儿出现足球征即可诊断为胃肠道穿孔，无需进一步的影像检查。少数情况下，当只有少量气体位于肠腔外时，则不出现足球征，可能看到肠壁两侧或局部的透光区，就需要侧卧位或侧位投照来更进一步检查。

2.5.7　胃肠线样征

【英文】　Gastrointestinal String Sign

胃肠线样征是指在小肠钡剂造影时可见小肠被钡剂填充的细线样影。见图 2.5.7-1～图 2.5.7-2。

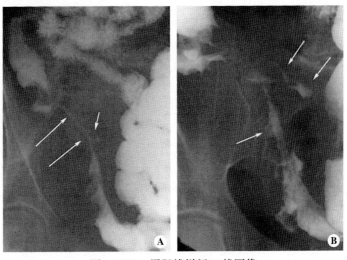

图 2.5.7-1　胃肠线样征 X 线图像

图 A：克罗恩病患者钡餐显示回肠末端（长箭）细长线影（胃肠线样征），可见小肠系膜边缘性溃疡（小箭）；图 B：随着造影时间延长可见管腔广泛溃疡和瘘管（上箭）形成

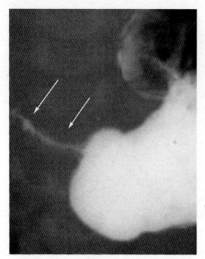

图 2.5.7-2 胃肠线样征 X 线图像

图示幽门狭窄患者钡餐造影，正位 X 线片可见一细
条状钡影即为胃肠线样征

【病理基础】

此征象常常表现在回肠末端，常见于克罗恩病、早期肠壁溃疡形成，随着病情的进展，黏膜皱襞纤维化增厚，管腔明显狭窄，钡剂充盈时即显示线样征。

【鉴别诊断】

回肠末端胃肠线样征对诊断克罗恩病有一定的特征性意义。需要和类癌、幽门管狭窄鉴别。

参 考 文 献

Herlinger H. 1982. The small bowel enema and thediagnosis of Crohn's disease. Radiol Clin North Am，20（4）：721-742.

Marshak RH, Lindner AE. 1973. Regional enteritis.In：Margulis AR，Burhenne HJ，eds. Alimentarytract roentgenology. St Louis：Mosby：827-829.

Meschan I. 1966. Radiology of the small intestinebeyond the duodenum. In：Meschan I，ed.Roentgen signs in clinical practice. Philadelphia：Saunders：1663-1665.

Rubesin SE，Laufer I. 2000. Pictorial glossary ofdouble contrast radiology. In：Gore RM，Levine M，eds. Textbook of gastrointestinal radiology.2nd ed. Philadelphia：Saunders：44-66.

2.5.8 肩胛征

【英文】 Shoulder Sign

肩胛征常见于于婴儿肥厚性幽门梗阻患者的胃肠 X 线造影、超声及 CT 重建图像，表现为幽门管变长，幽门管近端壁向胃内呈乳头状突起，幽门管内壁和幽门窦壁呈一恒定角度，似肩胛骨边缘，称肩胛征。见图 2.5.8-1～图 2.5.8-2。

【病理基础】

在婴儿肥厚性幽门梗阻患者，幽门括约肌增粗、肥厚，向幽门管腔内冗挤，并向幽门管两端、胃窦、十二指肠球部突出，在胃窦与幽门交界区域周围形成环状突起，幽门管内壁及胃窦内壁呈肩胛骨边缘形状，形成肩胛征。

【鉴别诊断】

肩胛征对肥厚性幽门梗阻具有一定的诊断意义，但肩胛征并不是一特异性征象，一些引起

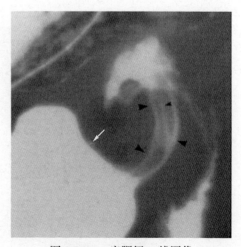

图 2.5.8-1 肩胛征 X 线图像

图示婴儿肥厚性幽门梗阻患者胃肠道 X 线对比造影图像显示肩胛征，幽门括约肌肥厚突向胃窦腔（箭头），幽门管内壁变长（长箭），并可见幽门双轨征（箭头）

幽门管远端或幽门窦壁向胃窦腔内局限性突出的患者，均可形成肩胛征，如胃窦癌，需要予以鉴别。

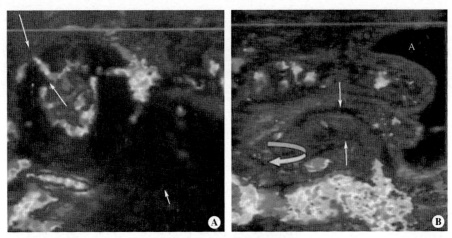

图 2.5.8-2　肩胛征超声图像

婴儿肥厚性幽门梗阻患者超声彩色血流图，图 A：为幽门管平面短轴位声像图，可见黏膜下层增粗（箭），图 B：为幽门管平面长轴位声像图，可见增粗的幽门括约肌（直箭），十二指肠球部（弯箭），并可见幽门管突向幽门窦腔（A）

参 考 文 献

Hernanz-Schulman M. 2003. Infantile hypertrophic pyloric stenosis. Radiology，227（2）：319-331.

Hernanz-Schulman M，Zhu YW，Stein SM, et al. 2003. Hypertrophic pyloric stenosis in infants：US evaluation of vascularity of the pyloric canal. Radiology，229（2）：389-393.

Spevak M，Ahmadjian JM，Kleinman PK, et al. 1992. Sonography of hypertrophic pyloric stenosis：frequency and cause of nonuniform echogenicity of the thickened pyloric muscl. AJR，158（1）：129-132.

2.5.9　小肠硬币堆积征

【英文】　Stack of Coins Bowel Sign

小肠由于肠管炎症或纤维化，导致肠腔扩张，小肠蠕动异常，小肠吞钡造影时表现为层层环状改变，该征象常见于炎性腹泻、硬皮病的肠道表现。见图 2.5.9。

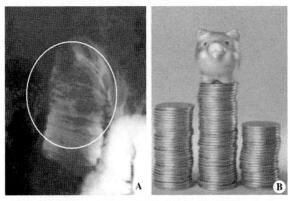

图 2.5.9　小肠硬币堆积征 X 线图像

图 A：示硬皮病患者吞钡小肠的硬币堆积征象；图 B：硬币堆积图

2.5.10 阶梯征

【英文】 Stepladder Appearance

阶梯征见于小肠梗阻立位 X 线平片，梗阻近端的小肠腔内积气、积液扩张，从左上腹到右下腹可见多个液平面，液平面短，肠腔内气柱高，且多数的气液平高低不同、大小不等，当排列呈典型的阶梯状时，称为阶梯征。见图 2.5.10。

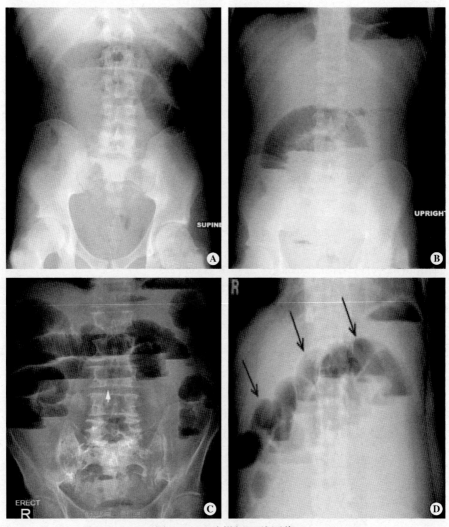

图 2.5.10　阶梯征 X 线图像

图 A、B 为小肠梗阻患者立卧位 X 线平片。图 A：腹部仰卧位平片显示上腹部小肠扩张；图 B：站立位腹部平片显示扩张的小肠肠腔内可见多个气液平，为小肠梗阻典型表现，该患者既往有肠道手术史；图 C、D：小肠梗阻患者，呈典型阶梯征

【病理基础】

肠梗阻时，一般在发病后 4～6h 梗阻近端的肠管出现胀气、扩张，肠腔内容物淤积，扩张的小肠黏膜受刺激分泌大量液体，且吸收功能减弱，导致梗阻近端肠管内积气、积液，

明显扩张。

【鉴别诊断】

阶梯征是小肠梗阻的特征性表现。

参 考 文 献

Nevitt PC. 2000. The string of pearls sign. Radiology，214（1）：157-158.

2.5.11　珠链征

【英文】　String of Pearls Sign

又名串珠征（string of beads sign），见于小肠梗阻患者立位或侧卧位腹部 X 线平片，表现为一串斜行或水平走向的卵圆形透光区，排列形似一串珍珠，因此称为珠链征。见图2.5.11-1～图 2.5.11-3。

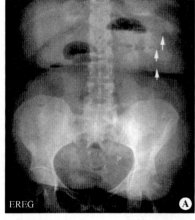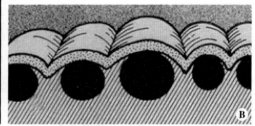

图 2.5.11-1　珠链征 X 线图像

图 A：X 线示小肠梗阻珠链征；图 B：小肠皱襞下嵌小气泡简图

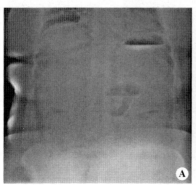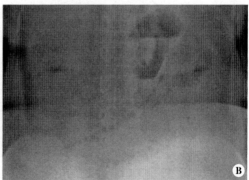

图 2.5.11-2　珠链征 X 线图像

图 A、B：小肠梗阻患者立卧位 X 线平片显示珠链征

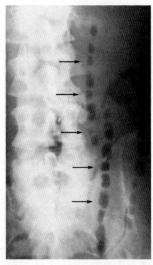

图 2.5.11-3　珠链征 X 线图像

小肠梗阻患者，左侧水平卧位腹部 X 线
平片显示排成列的卵圆形透光区（箭），
代表嵌在小肠皱襞间的少量气体影，即
珠链征

【病理基础】

串珠状排列的卵圆形透光区代表显著扩张积液的小肠闭襻内嵌在黏膜皱襞之间的气体影。

【鉴别诊断】

在某些主要为液体充盈的小肠完全梗阻患者，立位或侧卧位 X 线平片可能显示珠链征。珠链征还可以出现在麻痹性肠梗阻、急性胃肠炎和盐水导泻时，但出现典型的临床症状时，珠链征几乎可确诊小肠梗阻。大肠梗阻也可出现珠链征，但其珠链征的气泡较大，且因表面张力较小不能成卵圆形，更像一串珠样的气液平。

参 考 文 献

Nevitt PC. 2000. The string of pearls sign. Radiology, 214(1): 157-158.

2.5.12　苹果核征

【英文】　Apple Core Sign

苹果核征见于 borrmann Ⅱ 或 Ⅲ 型结、直肠癌的 X 线表现，即肠管环状狭窄，黏膜破坏；borrmann Ⅱ 型两端与周围正常肠壁交界呈锐角，分界清楚；borrmann Ⅲ 型两端与周围肠壁的分界变得不锐利，并有肠管长轴浸润的征象。见图 2.5.12。

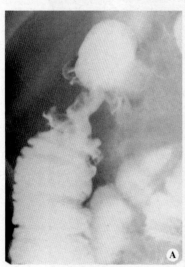
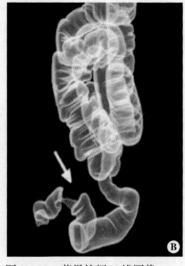
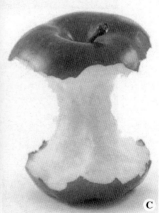

图 2.5.12　苹果核征 X 线图像

图 A 钡灌肠示结肠肝曲浸润型结肠癌，环状狭窄，黏膜破坏，边缘不整，即苹果核征；图 B 示 CT 3D 重建显示苹果核征；图 C 示苹果核

【病理基础】

肿瘤组织沿肠壁环周浸润超过肠管周径的 3/4 时即可产生典型的"苹果核征"，其两端为环堤形成的隆起边界，中央的管腔狭窄段为癌性溃疡形成的癌性隧道。

【鉴别诊断】

肠结核、Crohn 病。

参 考 文 献

Freyschmidt J. 2002. The apple core sign. Eur Radiol，12（1）：245-247.

2.5.13　双泡征

【英文】　Double Bubble Sign

新生儿由于十二指肠梗阻（外压性或内部肿块）、狭窄、闭锁造成位于左上腹胃部扩张含气及右上腹十二指肠扩张含气，而远端肠道气体吸收塌陷。在超声中有时也可见到双泡征，但这可能是正常的表现，是由于暂时性的十二指肠液体聚集和十二指肠蠕动减慢造成的。见图 2.5.13。

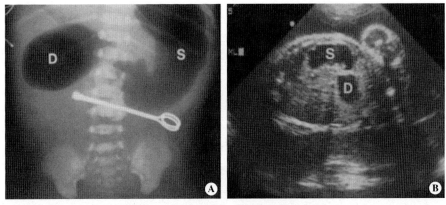

图 2.5.13　双泡征 X 光及超声检查图像

图 A：为十二指肠闭锁的新生儿仰卧位腹部 X 光片，示双泡征[胃（S）和十二指肠（D）扩张含气]。注意肠道远端未见含气；
图 B：为产前超声检查的胎儿矢状斜平面，示胎儿由于十二指肠闭锁出现的双泡征。在子宫内，胃（S）和十二指肠（D）都充满液体

【鉴别诊断】

主要需要和中肠扭转相鉴别。十二指肠内部梗阻形成的双泡征要比中肠扭转形成的双泡征大。胃明显扩张而十二指肠未见扩张或只是轻度扩张就需要考虑是中肠扭转。

参 考 文 献

Casey B. 2001. Genetics of human situs abnormalities. Am J Med Genet，101（4）：356-358.

Gray SW，Skandalakis JE. 1972. Body asymmetry and splenic anomalies. In：Gray SW，Skandalis JE. Embryology for Surgeons. Philadelphia：Saunders：877-895.

Le Wald LT. 1925. Complete transposition of the viscera：A report of twenty-nine cases，with remark on etiology. JAMA，84：216-268.

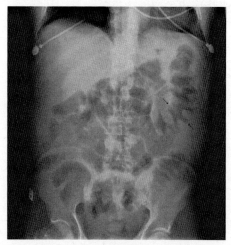

图 2.5.14 拇指纹征 X 线图像

腹部平片示拇指纹征，异常增厚横行的肠管代替正常的
结肠袋结构

2.5.14 拇指纹征

【英文】 Thumbprinting

拇指纹征表现为结肠袋异常增厚，X 线平片在肠道内气体衬托下表现为拇指状表现，继发于肠黏膜下水肿及毛细血管微出血。见图2.5.14。

【病理基础】

该征象见于缺血性结肠炎，炎症性结肠炎，感染性结肠炎，包括假膜性结肠炎和凝血障碍患者。

参 考 文 献

Thomas A, James BR. 2010. "Thumbprinting". Dey S. Intern Med J, 40(9):666.

2.5.15 器官轴型胃扭转

【英文】 Upside Down Stomach

食道钡剂 X 线上可见胃在其长轴上发生扭转。见图 2.5.15-1～图 2.5.15-2。

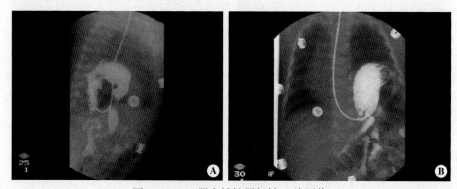

图 2.5.15-1 器官轴性胃扭转 X 线图像

图 A、B：胃大弯位置升高，翻转向上，形成一凸面向上、凹面向下的胃形，状如蜷虾

【病理基础】

通常胃被下方的十二指肠所固定，并通过胃脾韧带、胃十二指肠韧带、胃膈韧带及肝

胃韧带维持其位置。韧带松弛、幽门梗阻、膈疝、膈膨出及粘连是胃扭转的诱发因素。约 15%～20%的胃扭转发生于儿童，1 岁以下多见，常常伴有先天性膈肌缺损。

参 考 文 献

Maghaydah YS, Kuchel GA. 2007. Upside-down stomach in a 92-year-old woman. J Am Geriatr Soc, 55(8):1307-1309.

Shaoul R, Toubi A. 2006. A case of an upside-down stomach. J Pediatr Gastroenterol Nutr, 43(5):698.

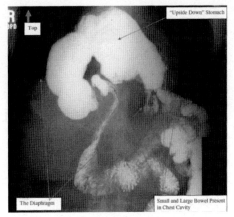

图 2.5.15-2　器官轴性胃扭转 X 线图像

胃扭转合并膈疝患者，显示胃、部分小肠、结肠位于胸腔内

3 超声征象

3.1 生殖及内分泌系统

3.1.1 宫颈漏斗征

【英文】 Cervical Funneling

宫颈漏斗征定义为宫颈内膜脱出到宫颈管内直到环扎平面。主要见于宫颈闭锁不全，宫颈膨胀及内膜脱出行宫颈环扎术后。宫颈闭锁不全或宫颈长度过短，为增加宫颈长度而实行宫颈环扎术。见图 3.1.1。

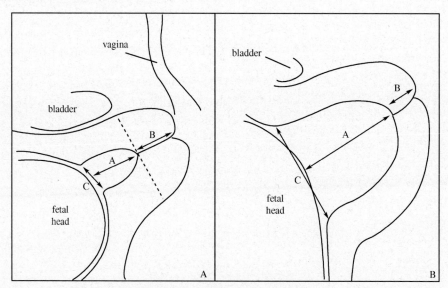

图 3.1.1 宫颈漏斗征超声示意图

图 A：通过超声扫描显示有漏斗的宫颈，显示漏斗长度（A），功能长度（B）和漏斗宽度（C）；图 B：超声显示重度漏斗征的宫颈，显示漏斗长度（A），功能长度（B）和漏斗宽度（C）

【鉴别诊断】

宫颈漏斗征可见于宫颈闭锁不全，宫颈长度过短或宫颈膨胀，为减少早产儿高风险应采取宫颈环扎术。

参 考 文 献

Althuisius SM，Dekker GA，van Geijn HP，et al. 1999. The effect of therapeutic McDonald cerclage on cervical length as assessed by transvaginal ultrasonography. Am J Obstet Gynecol，180（2 Pt1）：366-369.

Anderson HF，Clark EN，Wanty SD，et al. 1990. Prediction of risk for preterm delivery by ultrasonographic measurement of cervicallength.Am J Obstet Gynecol，163（3）：859-867.

Funai EF，Paidas MJ，Rebarber A，et al. 1999. Change in cervical length after prophylactic cerclage. Obstet Gynecol，94（1）：117-119.

Hassan SS，Romero R，Berry SM，et al. 2000. Patients with an ultrasonographic cervical length less than or equal to 15 mm have a nearly 50% risk of early spontaneous preterm delivery. Am J Obstet Gynecol，182（6）：1458-1467.

3.1.2 双泡征

【英文】 Double Bleb Sign

经阴道超声在怀孕早期（5～7周）检查中，双泡（回声线代表早期胚胎）划分线之间的长度代表胚胎的顶臀长度（CRL）。从8～12周，胚胎出现回声结构就不能利用双泡征来测量胎盘的 CRL。该征象在经阴道超声中容易看到，而经腹部超声检查中不易看到。见图3.1.2。

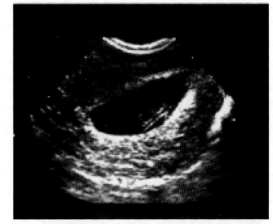

图 3.1.2 双泡征超声图像

经阴道超声可见双泡征，两回声线之间的距离就代表胎盘的顶臀长度（CRL）

参 考 文 献

Acharya G，Morgan H. 2002. First-trimester，three-dimensional transvaginal ultrasound volum- etry in normal pregnancies and spontaneous miscarriages. Ultrasound Obstet Gynecol，19（6）：575-579.

Lazarus E. 2003. What's new in first trimester ultrasound. Radiol Clin North Am，41（4）：663-679.

Timor-Tritsch IE，Farine D，Rosen MG. 1988. A close look at early embryonic development with the high frequency transvaginal transducer. Am J Obstet Gynecol，159（3）：679-681.

3.1.3 双蜕膜征

【英文】 Double Decidual Sac Sign

双蜕膜征又叫双环征，它是妊娠5～8周，妊娠囊周围高回声的绒毛形成内环，外周有一低回声外环形成。外环可能是包蜕膜与真蜕膜之间的暗区，内常为血液或黏液积贮，也有人认为是由低回声的蜕膜形成，约60%的妊娠有此征象。双环征暗区内的血流称为滋养周围血流，它反映了子螺旋动脉向着床部位供应血流，满足妊娠生长发育所需，血池为胎盘循环的前身。妊娠10周后双环征消失。见图3.1.3-1～图3.1.3-3。

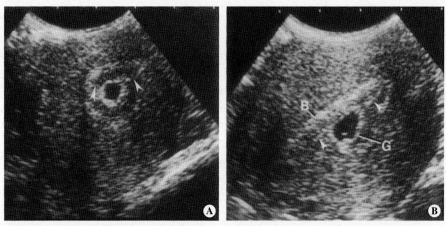

图 3.1.3-1　阴道子宫斜扫描显示双蜕膜征经阴道子宫斜扫描超声图像

6 周 2 天的妊娠胚胎图 A：子宫腔线（箭头）通过内回声环的前缘并且没有进入两个回声环之间；图 B：同一妊娠妇女的子宫纵向扫描显示：内回声环代表孕囊（G），并且位于子宫内膜腔线（箭头）的后方。外回声环（B）代表基底层蜕膜

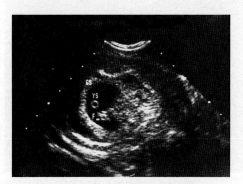

图 3.1.3-2　双蜕膜征超声图像

经阴道超声可见双蜕膜征，YS 为卵黄囊

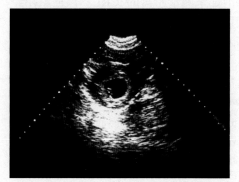

图 3.1.3-3　双蜕膜征超声图像

经腹部超声子宫内可见双环

参 考 文 献

Bradley WG，Fiske CE，Filly CE，et al. 1982. The double sac sign of early intrauterine pregnancy：use in exclusion of ectopic pregnancy. Radiology，143（1）：223-226.

Doubilet PM，Benson CB. 2010. First，do no harm to early pregnancies. J Ul-trasound Med，29（5）：685-689.

Yeh HC，Goodman JD，Carr L，et al. 1986. Intradecidual sign：a UScriterion of early intrauterine pregnancy. Radiology，161（2）：463-467.

3.1.4　异位妊娠

【英文】　Ectopic Pregnancy

胚泡植入正常的子宫内膜之外。其发生率约占妊娠的 2%，并且也是妊娠前三个月与妊娠相关死亡因素的常见原因。导致异位妊娠的主要原因包括既往有异位妊娠病史、输卵管手术后、盆腔炎症等。大部分异位妊娠患者有 5～9 周的停经史、轻度腹痛和阴道流血；但是高达 50% 的异位妊娠患者没有任何症状。见图 3.1.4-1～图 3.1.4-2。

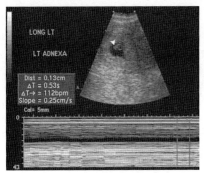

图 3.1.4-1 异位妊娠超声图像

经阴道超声（M型超声）证实左侧输卵管异位妊娠，活动的胚芽（箭头）

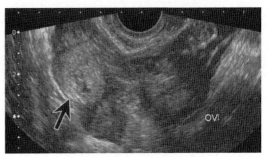

图 3.1.4-2 异位妊娠超声图像

右侧附件区（卵巢外）肿块呈强回声，术后证实为输卵管异位妊娠

【讨论】

超声波检查法可以对不同异位妊娠分类：输卵管异位妊娠、输卵管子宫间异位妊娠、子宫角异位妊娠、卵巢异位妊娠、宫颈异位妊娠、剖宫产瘢痕妊娠、腹腔异位妊娠、宫内外同时发生妊娠。其中，输卵管是异位妊娠中最常见的部位。超声能够对妊娠部位进行较准确的定位（如宫内还是宫外），虽然影像表现没有特异性，但是结合实验室检查（β-HCG升高）可以对异位妊娠进行有效的评价。

参 考 文 献

Arekh VK，Bhatt S，Dogra VS. 2008. Abdominal pregnancy：an unusual presentation. J Ultrasound Med，27（4）：679-681.

Li SP，Wang W，Tang XL，et al. 2004. Cesarean scar case report. Chin Med J（Engl），117（2）：316‐317.

Lin EP，Bhatt S，Dogra VS. 2008. Diagnostic clues to ectopic pregnancy.Radiographics，28（6）：1661-1671.

3.1.5 蜕膜内征

【英文】 Intradecidual Sign

阴道超声检查时，在宫腔线的一侧内膜内见圆形增强回声区，中央有小囊状液性暗区，宫腔线局部突起变形，称蜕膜内征（intradecidual sign，IDS），用于判断早早孕。见图3.1.5。

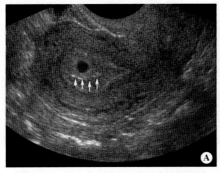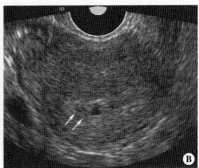

图 3.1.5 正常早期妊娠蜕膜内征超声图像

图A、B：经阴道超声显示蜕膜内征，左图显示得相对较清晰

参 考 文 献

Chiang G, Levine D, et al. 2004. The Intradecidual sign: is it reliable for diagnosis of early intrauterine pregnancy? American Roentgen Ray Society, 183（3）: 725-731.

Yeh HC. 1999. Efficacy of the intradecidual sign and fallacy of the double decidual sac sign in the diagnosis of early intrauterine pregnancy. Radiology, 210（2）: 579-581.

3.1.6 羊水过少

【英文】 Oligohydramnios

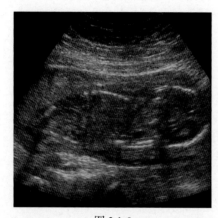

妊娠晚期羊水量少于 300 ml 者，称为羊水过少。超声上主要表现为：①子宫缩小，子宫容量一般低于正常均值的两个标准差；②羊水与胎儿之间的界面不清；③胎儿卷曲，肢体聚集交叉，互相挤压，扫查时难辨胎儿体表结构。在病理上羊水过少多见于胎儿泌尿系统畸形、过期妊娠、胎儿宫内发育迟缓（IUGR）以及羊膜病变。见图 3.1.6。

图 3.1.6

B 超示羊水量明显减少，羊水和胎儿界面不清，胎儿肢体明显聚集重叠

参 考 文 献

Munn MB. 2011. Management of oligohydramnios in pregnancy. Obstet Gynecol Clin North Am, 38: （2）387-395.

3.1.7 柠檬征

【英文】 Lemon Sign

柠檬征见于中孕胎头 US 轴位图像，表现为双侧额部变窄，双侧额骨对称性凹陷，整个胎头轴位图像呈柠檬样改变。见图 3.1.7-1～图 3.1.7-2。

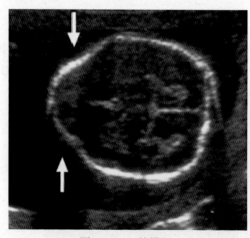

图 3.1.7-1 柠檬征

脊柱裂胎儿 20 周胎头轴位声像图，双侧侧脑室平面显示双侧额骨似柠檬样向内凹陷（箭）

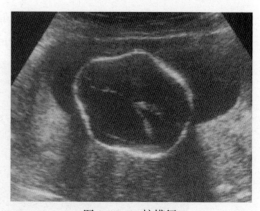

图 3.1.7-2 柠檬征

24 周脊柱裂胎头轴位声像图，双侧侧脑室平面双侧额骨向内侧凹陷呈柠檬样

【病理基础】

柠檬征见于脊柱裂胎儿中孕胎头 US 轴位图像，由于脊柱裂，颅内压降低，颅骨向内凹陷，常常在双侧额骨部位，因额骨在该时期骨骼基质发育较枕骨差，故对颅内压力更敏感，而随着胎儿的发育，颅骨抗颅内压能力增加，以及颅内压增高，双侧额骨向外恢复正常。

参 考 文 献

Roche C，O'Keeffe DP，Lee WK，et al. 2002. Selections from the buffet of Food Signs in Radiology. RadioGraphics，22（6）：1369-1384.

Thomas M. 2003. The Lemon Sign. Radiology，228（1）：206-207.

3.1.8　甲状腺火海征

【英文】Thyroid Inferno

正常甲状腺血供丰富，彩色多普勒血流成像时呈条索状红色纯正信号。当血流色彩呈密集粗大的树枝状、网络状、鲜艳明亮似火苗状时，称之为火海征。彩色血流成像技术是以彩色显示血流信号，伪彩色编码由红、蓝、绿三种基本颜色组成。彩色的亮度与血流速度的高低成正比，速度高，彩色亮度强，速度低，彩色亮度弱，彩色信号的亮度与血流速度增快成正比。火海征是当彩色多普勒血流显像检查甲状腺时，血流色彩呈密集粗大的树枝状、网络状、鲜艳明亮似火苗状改变。甲亢患者甲状腺激素直接作用于外周血管，使甲状腺血管扩张，流速加快，甲状腺血流量明显增加；而亚甲减时患者 TSH 增高促进甲状腺血流增加，血管扩张，流速加快，因此甲状腺血流量亦增加，这些都是临床上甲状腺充血征象的病理基础，在超声上都可表现为相似的火海征。见图 3.1.8、彩图 3.1.8。

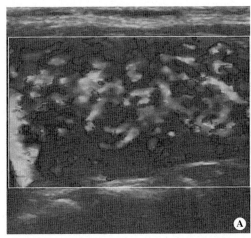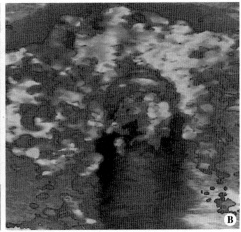

图 3.1.8　甲状腺火海征

图 A、B：Grave's 病，横向彩色多普勒超声可见甲状腺内血流量增加，流速增快，这些彩色血流信号称之为甲状腺火海征（见彩图 3.1.8）

3.2 肝胆及胃肠道

3.2.1 彗星尾征（超声伪影）

【英文】 Comet Tail Sign（Artefact）

超声伪影为超声检查时所显示图像与其相应真实解剖断面图像之间存在差异，为超声束在组织器官的异物内来回反射直至衰减产生的，声影是超声波束投射到能产生强回声（含气肺）或声衰减严重的物质（结石、骨骼）时，声束被完全遮挡时产生的。超声伪影常表现为图像中回声信息异常增加、减少、失真，呈彗星样改变。见图3.2.1。

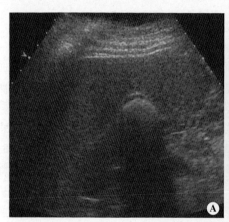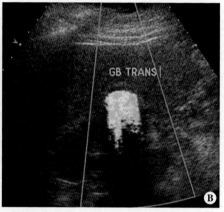

图 3.2.1 彗星尾征超声图像

女，40岁，胆囊结石。图 A：超声灰阶图显示彗星尾征；图 B：超声伪彩图显示彗星尾征

【鉴别诊断】

超声伪影一方面可以引起疾病的误诊或漏诊；另一方面也可以利用某些特征性的伪影来帮助诊断。所以准确的认识超声伪像有着重要的意义。彗星尾征可见于肾结石、肾盂区钙化、宫内金属节育环、胆囊内胆固醇性息肉、腹腔游离气体、肝内胆管积气等。

参 考 文 献

Lichtenstein D，Mézière G，Biderman P，et al. 1997. The comet-tail artifact. An ultrasound sign of alveolar-interstitial syndrome. Am J Respir Crit Care Med，156（5）：1640-1646.

Tchelepi H，Ralls PW. 2009. Color comet-tail artifact：clinical applications. AJR Am J Roentgenol，192（1）：11-18.

3.2.2 炸面包圈内新月征

【英文】 Crescent in Doughnut Sign

发生肠套叠的肠管在未出现缺血和肠壁水肿时在横切面声像图中表现为"同心圆征"（concentric circles sign），当套叠肠管出现血运障碍时，在套鞘颈部和中部水平表现为特征性"新月形"强回声，系肿胀肠系膜包绕着增厚肠壁（即内鞘）所形成，文献多称为"炸面圈内新月征"（crescent in doughnut sign）。见图 3.2.2-1～图 3.2.2.2。

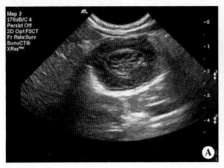 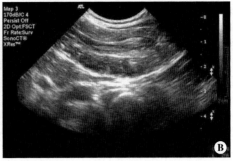

图 3.2.2-1　回盲型肠套叠

图 A：横切面显示套叠肠管呈"同心圆"排列；图 B：纵切面显示套叠肠管呈"假肾"征。横切面和纵切面超声检查均清楚显示套鞘部肠壁水肿增厚

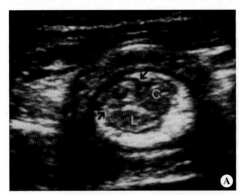 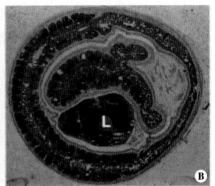

图 3.2.2-2　回盲型肠套叠

图 A：超声横切面扫描示炸面包圈内新月征，提示肠壁缺血。肠套叠中心新月状高回声为肿胀肠系膜，C 为套入部肠管，L 为随肠系膜套入的淋巴结，黑箭示套入的阑尾。图 B：套叠部病理标本切片

【病理基础】

肠套叠系一段肠管及肠系膜结构套入邻近肠腔内所致，属于绞窄性肠梗阻。肠套叠所套入肠管由最外层的套鞘，中间的套入部和内部的肠腔组成，这一特征构成了超声图像的典型表现——强、弱回声相间排列的"同心圆"征象。其中第 1 层强回声代表肠套叠鞘部肠壁浆膜与界面的回声，第 2 层低回声为肠套叠鞘部肠壁肌层的回声，第 3 层强回声代表鞘部肠壁黏膜、反折部黏膜及其黏膜间隙的回声，第 4 层低回声为反折部肠壁肌层回声，第 5 层强回声系套叠部反折部肠壁浆膜、套入部肠壁浆膜及两层浆膜间隙的回声，第 6 层低回声系套入部肠壁肌层的回声，中心强回声代表套入部浆膜、肠系膜的强回声。在纵切面时，"同心圆"征可转变为"套筒征"或"假肾征"。

临床研究证实，在没有明显肠壁肿胀（血供障碍）时，肠套叠横切扫描超声表现为强回声和低回声相间排列的"同心圆"征。在套入部和反折部肠管及其系膜肿胀时方出现"炸面包圈内新月征"，因此，"炸面包圈内新月征"也被视作可用于判断肠壁有无缺血的一个重要征象。

参考文献

吕国荣，李伯义，李拾林，等. 2004. 肠套叠超声表现与病理、可复性、缺血的相关性研究. 中华超声影像学杂志，13（7）：517-520.

Chan KL，Saing H，Peh WC，et al. 1997. Childhood intussusception：ultrasound-guided Hartmann's solution hydrostatic reduction or barium enema reduction?. J Pediatr Surg，32（1）：3-6.

Del-Pozo G，Albillos JC，Tejedor D. 1996. Intussusception：US findings with pathologic correlation—the crescent-in-doughnut sign. Radiology，199（3）：688-692.

3.2.3 肠壁内积气

【英文】 Intramural Gas

超声检查在肠套叠肠壁内或浆膜下探查到强回声光点（气体）、有时气体可存在于水肿增厚的肠壁内，往往提示保守治疗或灌肠复位的成功率较低，不能自行恢复，需要手术治疗。出现原因多为肠壁缺血、坏死。见图 3.2.3。

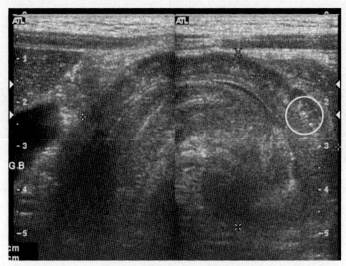

图 3.2.3 浆膜下积气超声图像

患儿，8 岁，圈内显示肠套叠处浆膜下积气（圈）

【鉴别诊断】

肠壁内积气并不是一项特异性诊断，需与以下疾病鉴别：肠内积气、肠气囊肿、假性脂肪瘤病等。

参考文献

Saqara A，Kitaqana K，Furuichi K，et al. 2011. Three cases of pneumatosis intestinalis presenting in autoimmune diseases. Mod Rheumatel，22（4）：610-615.

Stranzinger E；Dipietro MA，Yarram S et al. 2009. Intramural and subserosal echogenic foci on US in large-bowel intussusceptions：prognostic indicator for reducibility? Pediatr Radio，39（1）：42-46.

3.2.4 假肾征

【英文】 Pseudokidney Sign

假肾征是指肠套叠时超声波检查时见到的中心呈高回声周围被低回声区包绕的肾形肿块回声。肠套叠时根据扫描断面的不同，肠套叠的影像也大不一样，主要包括假肾征、靶征、牛眼征、油炸圈饼征等。纵切面表现为肾形的肿块，形成"假肾征"；横切面时呈靶征、牛眼征，为新月样低回声带组成的同心圆。当肠管形成肠套叠时，静脉血流回流受阻导致该套入部发生水肿。水肿的套入部在超声波上为低回声、脂肪呈高回声，而淋巴结节和血管为低回声。在超声上异常增厚的肠壁与肾脏皮质类似，称为"假肾征"。其由两部分组成，即套入部的肠管、套鞘。见图 3.2.4。

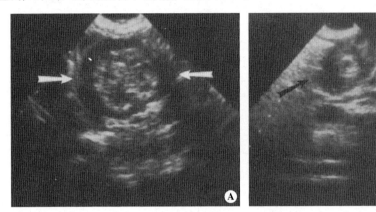

图 3.2.4 典型假肾征超声图像

图 A：油炸圈饼征；图 B：靶征

参 考 文 献

Avinoam R，Rosenbach Y，AmirJ，et al. 1983. Apathy as an early manifestation of intussusception.Am J Dis Child，137（7）：701-702.

Swischuk LE，Hayden CK，Boulden T. 1985. Intussusception：indications for ultrasonography and an explanation of the doughnut and pseudokidney signs. Pediatr Radiol，15（6）：388-391.

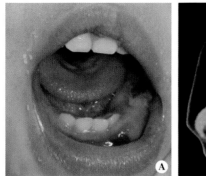
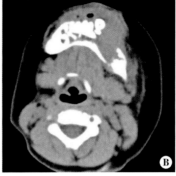

图 1.1.5-1　悬浮齿征口腔视检及 CT 检查图像

图 A: 肿胀的左下颌，可以看到由于口腔黏膜受到刺激而出血；图 B: 轴位 CT 图像显示左下颌骨广泛溶骨性损伤及悬浮的牙齿。下颌骨骨皮质破坏伴临近软组织肿块形成

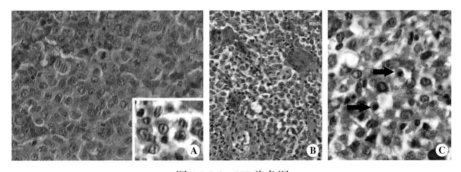

图 1.1.5-2　HE 染色图

图 A: 可见嗜酸性细胞广泛的增殖，纤维间质缺乏。在高倍镜下，增殖的细胞核呈咖啡豆状改变（插图）；图 B: 可见多个多核巨细胞；图 C: 示嗜酸性粒细胞（箭）

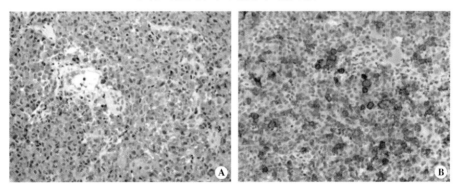

图 1.1.5-3　免疫组织化学染色图

图 A: 免疫组织化学检查，细胞 S-100 蛋白质呈阳性，多核巨细胞呈阴性；图 B: 细胞显示 CD1a 免疫反应，为朗格汉斯细胞的特殊标记

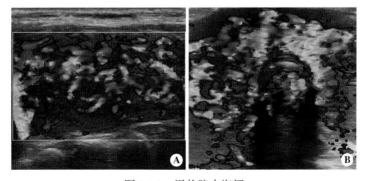

图 3.1.8　甲状腺火海征

图 A、B: Grave's 病，横向彩色多普勒超声可见甲状腺内血流量增加，流速增快，这些彩色血流信号称之为甲状腺火海征